LA FOURBURE EN QUESTIONS

plus de 200 réponses

Remco Sikkel

© Première édition 2020, Remco Sikkel,
ISBN 978-94-93034-07-5 (broché)
ISBN 978-94-93034-11-2 (eBook)
Traduction : Catherine Taks
Titre original : Antwoordenboek hoefbevangenheid : meer dan 200 vragen beantwoord

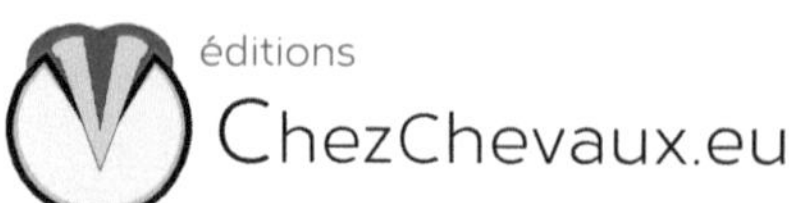

fourbure.fr

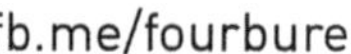

Du même auteur :

- La fourbure : comprendre, guérir, prévenir (ISBN 978-94-93034-00-6)
- PPID décrypté : le guide indispensable (ISBN 978-94-93034-15-0)

Les informations données dans ce livre ou sur le site internet correspondant n'ont pas pour intention de se substituer au diagnostic, au traitement ou au conseil du vétérinaire, du professionnel des soins aux sabots, du spécialiste en alimentation ou de tout autre professionnel de la santé équine. Elles donnent une vue générale et non exhaustive des théories, méthodes de diagnostic et de traitement existants à ce jour en ce qui concerne la fourbure. Pour toute question liée à la santé du cheval, il faut consulter un vétérinaire. En aucun cas l'auteur, l'éditeur ou le traducteur ne pourront être tenus responsables d'un quelconque dommage découlant de l'utilisation des informations contenues dans ce livre ou le site web.

TABLE DES MATIÈRES

LE SABOT

CE QUE C'EST

LES CAUSES

DIAGNOSTIC

TRAITEMENT

NUTRITION

CONDITIONS D'HÉBERGEMENT ET MOUVEMENT

SOINS AUX SABOTS

ET MOI ?

AVANT-PROPOS

Ton cheval, ton poney ou ton âne est fourbu. C'est la première fois que cela arrive et c'est la panique. Ou c'est la énième fois, et tu commences à désespérer. Heureusement, les sites internet débordent d'informations sur cette sale maladie. Et ce ne sont pas les bons conseils qui manquent sur Facebook. Mais après des journées devant l'écran de ton ordinateur, tu ne sais plus vraiment où tu en es. Il y a tant d'idées, d'opinions, de conseils différents, que la confusion est totale. Tu as besoin de réponses claires à tes questions. Comme par exemple : dois-je faire tremper le foin ? Comment m'y prendre ? Ou encore : est-ce que cela a pu être provoqué par le vermifuge ou le vaccin ? Tu veux aussi savoir si tu peux donner ou non des branches de saule à ton cheval. Et quid de la ferrure thérapeutique ? Des hipposandales ?

Ce livre apporte des réponses claires et pratiques à plus de 200 questions sur la fourbure. Des questions qui reviennent sans cesse dans les discussions de groupes Facebook. Des réponses qui vont t'être utiles. Ce livre va t'être d'une aide précieuse, à toi et ton cheval.

LE SABOT

QU'EST-CE QU'UN SABOT ?

Il y a cinquante-quatre millions d'années, l'Eohippus, lointain ancêtre de notre cheval moderne, possédait cinq doigts à chaque pied. Au fil de l'évolution, le nombre de ces doigts a diminué. Les os métacarpiens rudimentaires sont les vestiges de deux d'entre eux. L'Equus Caballus, le cheval que nous connaissons aujourd'hui, est apparu il y a un million d'années, il n'a plus qu'un doigt unique à l'extrémité de chaque jambe : le sabot. Les sabots supportent la totalité du poids du cheval. Le cheval appartient à la famille des ongulés.

POURQUOI LA SANTÉ DES SABOTS EST-ELLE SI IMPORTANTE ?

Vers la moitié du XVIIIe siècle, le maréchal-ferrant et anatomiste Jeremiah Bridges a publié un livre au titre légendaire : No foot, no horse (pas de pied, pas de cheval). Nous évoquions dans la réponse précédente des ancêtres équins vivant il y a plus de 50 millions d'années, leur évolution a donc été une réussite. Et cela grâce à leurs sabots. Les ongulés se déplacent très bien sur les terrains durs. Ils peuvent donc fuir rapidement lorsqu'un danger les menace. La paroi dure du sabot protège très bien les structures internes plus fragiles. Un cheval sauvage aux pieds sains et solides survivra et se reproduira mieux qu'un autre.

Avoir des sabots sains est tout aussi indispensable pour notre cheval domestique. Nous ne voulons pas qu'il soit gêné, ait mal ou même se mette à boiter. Dans un sabot sain, tous les éléments anatomiques sont bien développés et fonctionnent en harmonie. Le mécanisme du pied (voir p. 18) se fait de façon optimale. Grâce à lui tout le pied est correctement irrigué. Le sabot sain fait fonction d'amortisseur puissant. Un cheval aux sabots sains sera plus résistant aux risques de fourbure.

QUE DOIS-JE SAVOIR SUR LE SABOT POUR BIEN COMPRENDRE CE LIVRE ?

En observant le sabot depuis l'extérieur nous voyons la boîte cornée. Celle-ci forme une sorte de chaussure tout autour des structures internes. La boîte cornée comporte la paroi, la ligne blanche, la sole, la fourchette et les glomes. À l'intérieur on trouve des os, des tendons et des ligaments, des cartilages, des tissus conjonctifs, du derme, des vaisseaux sanguins et des nerfs.

L'os du pied est celui qui se trouve le plus bas dans la boîte cornée. Avec l'os de la couronne et l'os naviculaire il forme l'articulation du pied. Le tendon fléchisseur profond du doigt passe sur l'os naviculaire. Il est rattaché à la partie inférieure de l'os du pied. Son autre extrémité est attachée au muscle fléchisseur profond. La force de traction du muscle fléchisseur est transmise à l'os du pied par le tendon. Le cheval peut ainsi fléchir la jambe vers l'arrière et poser le pied sur le sol. Le tendon extenseur du doigt est attaché à l'avant de l'os du pied. Par le biais de ce tendon, le muscle extenseur tire le pied vers l'avant.

À l'arrière du pied se trouvent les cartilages ungulaires. On peut sentir leur partie supérieure à la jonction du creux du paturon avec la paroi. Dans leur partie inférieure se trouve le coussinet digital. Ce dernier est un tissu conjonctif qui agit comme un amortisseur intercalé entre la sole et la fourchette d'un côté et les tendons, les os, les articulations et les cartilages ungulaires de l'autre côté.

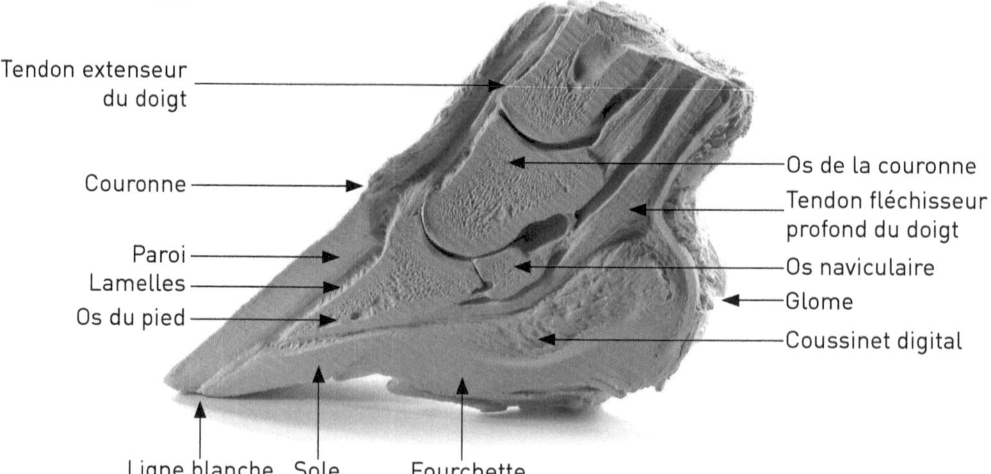

(moulage et photo : Christoph von Horst)

Sous le sabot on voit la fourchette, la sole, la ligne blanche et la partie de la paroi en contact avec le sol. La fourchette assure l'adhérence au sol et participe à l'amortissement des chocs. Elle joue un rôle essentiel dans le mécanisme du pied (voir la question suivante). En son centre se trouve la lacune médiane. Une lacune médiane saine est large et peu profonde. La zone se trouvant entre la fourchette et la paroi s'appelle la sole. Le tissu formant la corne de la sole est solide et élastique. Il protège l'os du pied. Une sole saine est légèrement concave. La forme concave contribue au mécanisme du pied et, par là, à une bonne circulation sanguine ainsi qu'à l'amortissement des chocs. La ligne blanche est ce qui connecte la paroi et la sole. Comme son nom ne l'indique pas, elle est d'une couleur jaunâtre. Une ligne blanche saine est large d'environ deux millimètres.

La paroi est une couche de corne épaisse qui protège les tissus internes vulnérables de l'intérieur du sabot, c'est elle qui lui donne sa robustesse. Elle n'est pas censée supporter tout le poids du cheval. La partie avant de la paroi s'appelle la pince. Si l'on compare le sabot au cadran d'une montre, la pince se trouve entre 10 et 14 heures. À l'arrière de la paroi se trouvent les talons. En talon, la paroi s'infléchit des deux côtés vers la fourchette. Ces parties se nomment les barres. Elles sont parallèles à la fourchette. Entre les barres et la fourchette se trouvent les lacunes latérales de la fourchette. Les glomes se trouvent à la jonction entre les talons et le paturon.

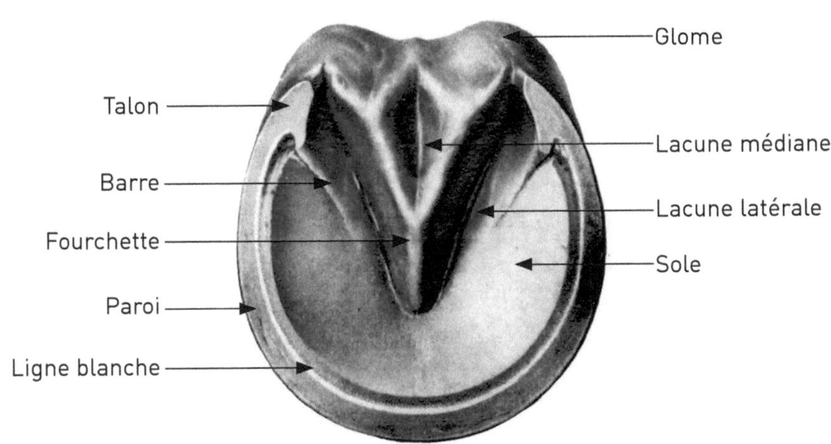

(illustration : W. Ellenberger)

LA CONNEXION LAMELLAIRE

Une construction intelligente permet à la paroi d'être rattachée à l'intérieur du pied, la connexion lamellaire. Celle-ci joue un rôle important dans la fourbure. C'est pourquoi nous allons bien l'examiner ici. Toute la partie interne du pied est tapissée par le derme du sabot. La partie du derme du sabot se trouvant entre l'os du pied et les cartilages ungulaires d'un côté et la paroi de l'autre se nomme le derme lamellaire. Le derme lamellaire est recouvert par environ 600 bandes fines de tissu cutané : les lamelles dermiques. Sur la face interne de la paroi se trouvent le même nombre de lamelles épidermiques. Les lamelles dermiques et les lamelles épidermiques s'emboîtent les unes dans les autres un peu comme une bande Velcro. Entre elles se trouve une fine pellicule de tissu conjonctif qui les lie entre elles. Cette pellicule s'appelle la membrane basale. Sur cette membrane se trouvent des protéines qui assurent la jonction avec les cellules cornées de la paroi. Ce sont les hémidesmosomes. Ces deux types de lamelles et la membrane basale composent ensemble la connexion lamellaire.

QU'EST-CE QUE LE MÉCANISME DU PIED ?

Ce qu'on appelle mécanisme du pied est l'alternance d'un évasement et d'un rétrécissement du sabot. Il permet au pied d'être une sorte de pompe qui soutient la fonction cardiaque pour une bonne irrigation sanguine. Ceci est très important pour un pied fourbu. Un pied bien irrigué reçoit un apport suffisant de sang oxygéné, riche en substances nutritives, hormones et enzymes et peut mieux évacuer le sang pauvre en oxygène ainsi que les déchets. Un sabot bien irrigué va se remettre beaucoup plus rapidement.

Le mécanisme du pied participe aussi à l'absorption des chocs. Ce qui profite aux tissus endommagés et malades dans le sabot. Un bon mécanisme du pied va aider un cheval fourbu à se déplacer aussi bien que possible en fonction de son état. Le mouvement est important pour la guérison. Pour améliorer le mécanisme du pied, un parage adapté et régulier est indispensable, avec éventuellement des hipposandales, ainsi que des conditions d'hébergement et de mouvement adaptées aux besoins naturels de l'animal.

CE QUE C'EST

QU'EST-CE QUE LA FOURBURE ?

Il existe différentes définitions de la fourbure. Les signes cliniques (permettant de reconnaître la maladie) et les causes, font souvent partie de ces définitions. C'est déroutant. Nous préférons être le plus simple possible et nous en tenir aux faits. Nous reviendrons plus loin sur les signes cliniques et les causes.

On dit qu'un cheval est fourbu quand la connexion lamellaire est endommagée au point que les lamelles dermiques et les lamelles épidermiques ne tiennent plus ensemble. La connexion entre la paroi et l'os du pied se rompt. L'os du pied commence à se déplacer dans la boîte cornée. Au chapitre précédent, nous avons comparé la connexion lamellaire à une bande Velcro. Tu comprends maintenant pourquoi il y a sur la couverture du livre l'image d'un morceau de bande Velcro qui se détache.

QUELLE EST LA DIFFÉRENCE ENTRE UN SYMPTÔME ET UN SIGNE CLINIQUE ?

Un signe clinique peut être constaté objectivement alors qu'un symptôme est une perception subjective du patient. Le cheval ne pouvant pas nous dire comment il ressent sa maladie, nous ne parlons dans ce livre que des signes cliniques. Les signes cliniques sont mesurables (par exemple la fièvre, une accélération du rythme cardiaque ou du rythme respiratoire) ou visibles (par exemple la transpiration, des défauts d'aplomb, une ligne blanche élargie, une bascule de l'os du pied à la radio).

LA FOURBURE EST-ELLE UNE MALADIE DU SABOT ?

Même si les signes les plus apparents se constatent au niveau des sabots, la fourbure n'est pas une maladie des pieds. On pourrait même dire que la fourbure n'est pas une maladie en soi mais le signe d'un déséquilibre quelque part dans l'organisme du cheval. Les intestins, les vaisseaux sanguins et les glandes endocrines jouent très souvent un rôle dans l'apparition d'une fourbure.

Les maladies qui touchent plusieurs organes ou fonctions du corps sont appelées maladies systémiques. On ne peut pas en détacher causes et conséquences. Plusieurs facteurs s'influencent réciproquement. À la base il y a souvent une affection sous-jacente, une anomalie, une carence ou un excès qui font que la maladie va frapper plus tôt, plus fréquemment ou plus lourdement. La fourbure est une de ces maladies systémique.

QU'EST-CE QU'UNE FOURBURE SUBCLINIQUE ?

Le terme de fourbure subclinique est souvent utilisé à mauvais escient. « Subclinique » signifie qu'on ne voit pas ou que l'on ne peut pas mesurer de manifestations cliniques. Paradoxalement, on trouve ici et là ce terme accompagnant une description de caractéristiques bien visibles de la fourbure comme les évasements et les anneaux de fourbure (voir p. 28).

Une véritable fourbure subclinique n'est pas décelable. À ce stade, il commence à y avoir toutes sortes de déséquilibres au niveau des cellules tissulaires de la connexion lamellaire, mais on ne peut pas encore les découvrir. Nous l'appelons la phase de développement. Lorsqu'un vétérinaire ou un professionnel des soins aux sabots dit d'un cheval qu'il souffre d'une fourbure subclinique, cela signifie que la fourbure vient de débuter et qu'il faut agir vite pour éviter qu'elle ne s'aggrave.

MON CHEVAL PEUT-IL ÊTRE FOURBU EN HIVER ?

Oui, ton cheval peut être fourbu à n'importe quel moment de l'année. Certaines causes n'ont rien à voir avec les saisons. Ton cheval peut par exemple souffrir d'une infection ou d'une inflammation qui vont libérer des toxines dans son organisme ; toxines qui a leur tour peuvent provoquer une fourbure. Mais le foin donné en hiver peut aussi avoir été récolté pendant une journée d'été où l'herbe était très riche en sucres. Si ton cheval souffre de résistance à l'insuline (voir p. 39) et que sa glycémie reste constamment trop élevée, cet excès de sucres dans le foin peut entraîner une fourbure. Alors même si le printemps et l'automne sont des périodes plus dangereuses, il peut également y avoir des fourbures en hiver. Il ne faut du reste pas confondre la fourbure en hiver avec ce que nous appelons la fourbure d'hiver. Tu pourras lire de quoi il s'agit à la page 50.

LES CHEVAUX SAUVAGES PEUVENT-ILS ÊTRE FOURBUS ?

Les chevaux sauvages peuvent eux aussi être fourbus, mais cela se produit moins souvent que chez les chevaux domestiques. Les conditions de vie des chevaux sauvages, en ce qui concerne l'alimentation, le mouvement et l'environnement sont souvent tellement meilleures que celles de nos chevaux domestiques qu'il n'est pas étrange que l'on considère la fourbure comme une maladie liée aux conditions de vie.

EST-CE QUE SEULS LES CHEVAUX PEUVENT ÊTRE FOURBUS ?

Les chevaux font partie avec les poneys, les ânes, les mulets et les bardots de la famille des équidés. Ils peuvent tous être atteints de fourbure. Mais d'autres mammifères comme les vaches, les moutons, les chèvres et les cochons ne sont pas épargnés. Dans les parcs zoologiques ce sont entre autres les cerfs, les lamas, les zèbres, les girafes et même les éléphants et les rhinocéros qui peuvent être touchés. En résumé : tous ceux qui ont des sabots peuvent être fourbus.

COMMENT SE PASSE UNE FOURBURE ?

Lors d'une fourbure, la connexion entre la paroi et l'os du pied se détériore. Cette détérioration n'est pas soudaine. C'est un processus qui se déroule en plusieurs phases :

- La phase de développement
- La phase aiguë
- La phase chronique

LA PHASE DE DÉVELOPPEMENT

Cette phase débute dès que le cheval est touché par l'une des causes possibles et que des modifications se produisent dans le sabot au niveau cellulaire. La plupart du temps un problème existe déjà touchant l'un des systèmes ou l'un des organes du cheval, comme par exemple l'appareil digestif ou le système hormonal. Un événement soudain peut aussi amorcer une fourbure. L'exemple classique étant celui du cheval qui a réussi à ouvrir et vider un tonneau de nourriture.

La phase de développement peut durer de 12 à 48 heures. Pendant ce laps de temps, la connexion lamellaire commence à se désagréger. Le problème réside dans le fait que les chevaux ne montrant aucun signe clinique de la maladie durant cette phase, la fourbure passe alors inaperçue. Dès que les premiers signes apparaissent, la phase aiguë a commencé.

LA PHASE AIGUË

Cette phase peut apparaître après 12 heures et se caractérise par la manifestation des premiers signes cliniques visibles ou mesurables. Ces signes surviennent presque toujours en premier au niveau des antérieurs. Là où les causes sont déjà présentes depuis un moment et donc plus difficiles à traiter. En fait, quand nous commençons les soins à ce moment-là, nous agissons déjà trop tard. Cela montre bien combien la prévention est importante. Malheureusement, quand on est confronté à la fourbure pour la première fois, on est souvent pris par surprise.

La phase aiguë peut durer de 24 à 72 heures. Elle se termine abruptement lorsque la connexion lamellaire est détruite. La phase chronique a commencé.

LA PHASE CHRONIQUE

Au cours de cette phase, la connexion lamellaire n'arrive plus à maintenir l'os du pied rattaché à la paroi. L'os du pied se détache de la paroi. Les signes cliniques au niveau des sabots peuvent se voir à l'œil nu. Le cheval souffre et se met à boiter. Si cette phase se prolonge, la structure et la forme de l'os du pied vont se modifier. Dans certains cas extrêmes, l'os va percer la sole. Cela s'appelle une perforation de la sole (voir p. 30). Le cheval peut même perdre la totalité de la boîte cornée. On parle alors de désabotage (voir p. 31). Heureusement, cela ne se produit pas souvent.

À ce stade, les causes sont souvent chroniques. De nombreuses années de surpoids, un PPID (voir p. 36) ou une inflammation chronique quelque part dans l'organisme, en sont quelques exemples.

IL SEMBLERAIT QU'IL Y AIT TROIS TYPES DE FOURBURES. QUELLES SONT-ELLES ?

La fourbure est un terme général qui indique que la connexion entre la paroi et l'os du pied est endommagée. Il existe toute une liste de causes possibles. Nous pouvons répartir ces causes en trois groupes, ce qui nous donnera trois types de fourbures :

- La fourbure liée à un problème hormonal
- La fourbure liée au SRIS
- La fourbure traumatique

Ces trois types sont souvent mis dans le même sac. À cause de cela, on risque d'établir un mauvais diagnostic, d'appliquer le mauvais traitement et de ne pas obtenir les résultats escomptés. Sur les réseaux sociaux, on lit des messages décrivant une forme spécifique de fourbure suivis de conseils bien intentionnés mais ne s'appliquant absolument pas au type de fourbure concerné. Si le propriétaire suit ces conseils sans réfléchir, le cheval peut en faire les frais. Il faut donc être capable de bien faire la différence.

LA FOURBURE LIÉE À UN PROBLÈME HORMONAL

On peut la surnommer « la fourbure des gros ». Elle est la plus courante. Dans quatre cas sur cinq (80%), il s'agit d'une telle fourbure. Comme son nom l'indique, elle est causée par un problème hormonal. Les principaux problèmes hormonaux sont :

- La résistance à l'insuline / SME
- Le PPID
- Les corticostéroïdes

Nous traiterons de ces problèmes hormonaux à partir de la page 35.

LA FOURBURE LIÉE AU SRIS

On peut la surnommer « la fourbure des chevaux malades ». SRIS est l'abréviation de Syndrome de Réponse Inflammatoire Systémique. Ce qui signifie qu'il y a un état inflammatoire généralisé entraînant une libération de toxines dans le sang. Ces toxines provoquent la fourbure. Elles peuvent être la conséquence d'inflammations et d'infections, de problèmes digestifs, être propres à l'organisme ou l'avoir pénétré depuis l'extérieur. Nous approfondirons le sujet des toxines à la page 37.

LA FOURBURE TRAUMATIQUE

On peut la surnommer « la fourbure des chevaux boiteux ». La cause en est un manque d'oxygène dans les tissus du sabot. Cette carence en oxygène résulte de la surcharge ou d'un déséquilibre prolongés des sabots. Nous verrons à la page 38 d'où peut venir cette surcharge. Cette fourbure traumatique est également appelée fourbure mécanique.

COMMENT PUIS-JE SAVOIR À LAQUELLE DES TROIS J'AI AFFAIRE ?

Pour ces trois types de fourbure, on observe les mêmes signes cliniques, à savoir une élévation de la température du pied, un refus de se déplacer, un report du poids sur l'arrière-main et de l'apathie. Comment savoir maintenant de quel type de fourbure ton cheval souffre ? Il faut commencer par te demander ce qui s'est passé avant que la fourbure ne se déclare.

Si ton cheval a réussi à accéder à la réserve de nourriture pour se gaver de concentrés riches en sucres, tu peux être sûr qu'il s'agit d'une fourbure liée au SRIS. C'est aussi le cas si tu sais que ton cheval souffre d'une maladie infectieuse (la grippe par ex.) ou d'une inflammation (à l'œil par ex.).

Si ton cheval est fourbu seulement en regardant l'herbe pousser, pense alors plutôt à une fourbure liée à un problème hormonal. Il réagit de façon anormale aux sucres. Chez ce type de chevaux, on observe souvent les signes caractéristiques d'une résistance à l'insuline, comme une encolure épaissie. Ils ont souvent un score élevé lorsqu'on fait l'évaluation de leur état corporel (voir la question « Qu'est-ce que signifient EEC et CNS ? » à la page 54). La PPID (que l'on appelle à tort maladie de Cushing) est aussi une cause tristement célèbre. Les chevaux atteints de PPID sont souvent âgés et on remarque chez eux des problèmes de poil et/ou de mue (comme un poil anormalement épais et bouclé) et une perte de poids.

Si tu ne trouves aucun lien avec la nourriture, il se peut qu'il y ait une surcharge et que la fourbure soit traumatique. Il faut alors penser au mode d'hébergement, au surpoids, ou au report de poids après une opération pour avoir moins mal. Les chevaux utilisés pour une pratique sportive intensive de l'endurance, du reining ou de l'obstacle sont plus à risque que d'autres. Un mauvais parage ou ferrage peuvent également entraîner une fourbure traumatique.

Une différence essentielle et facile à constater est que dans le cas d'une fourbure liée au SRIS, le cheval a l'air malade et il a de la fièvre et une diarrhée liquide. Les toxines circulent dans son sang et tout son organisme en souffre. Ce n'est pas le cas pour les deux autres types. Et ton vétérinaire peut identifier les différents types à partir d'une prise de sang. Pour avoir la confirmation d'une fourbure liée à un problème hormonal, il va examiner si les taux de certaines hormones comme l'insuline, le cortisol, l'ACTH, sont anormaux. En cas de fourbure liée au SRIS, il constatera une élévation des globules blancs et des anticorps.

COMMENT LA CONNEXION LAMELLAIRE S'ABÎME-T-ELLE ?

La connexion lamellaire peut se détériorer de différentes façons en fonction des causes en jeu et donc du type de fourbure. Nous n'en exposerons pas tous les détails dans le cadre de ce livre. En général les deux causes principales d'une détérioration de la connexion lamellaire sont :

- La dégradation des protéines de la membrane basale qui assurent la liaison avec les kératinocytes de la paroi du sabot (hémidesmosomes).
- Une moins bonne irrigation des lamelles dermales due à un resserrement, une détérioration ou une obstruction des capillaires et entraînant la nécrose de ce tissu.

Dans le livre « La fourbure : comprendre, prévenir, guérir » le sujet est expliqué dans les moindres détails.

POURQUOI LES ANTÉRIEURS SONT-ILS PRESQUE TOUJOURS LES SEULS À ÊTRE ATTEINTS ?

De nombreux signes cliniques ne se voient qu'aux antérieurs. Ce qui ne veut pas dire que les postérieurs ne sont pas touchés. L'avant-main supporte 65% du poids du cheval, la douleur va donc s'y manifester plus qu'ailleurs. Il se peut aussi que les postérieurs n'aient pas été endommagés lorsque ce qui abîme les tissus du sabot s'y est présenté. L'arrière-main assure la propulsion en avant. Le mécanisme du pied y est alors bien meilleur, surtout au galop, ce qui améliore la circulation sanguine. La fourbure aux postérieurs ne s'accroît donc pas.

N'oublions pas non plus que de nombreux chevaux ne sont ferrés qu'aux antérieurs. Les fers entravent la circulation sanguine et entraînent une surcharge de la connexion lamellaire. Les fers peuvent contribuer à l'apparition d'une fourbure traumatique.

UN CHEVAL PEUT-IL ÊTRE SEULEMENT FOURBU AUX POSTÉRIEURS ?

Cela n'arrive pas souvent, mais c'est possible. En ce cas il s'agit presque toujours de fourbure traumatique. Le cheval souffre d'une douleur chronique à l'avant-main et surcharge alors son arrière-main. Les postérieurs sont alors mécaniquement fourbus.

ET À UN SEUL PIED ?

C'est également possible. Le cheval a alors surchargé pendant longtemps une seule jambe pour soulager une autre partie du corps. Cela arrive par exemple lorsqu'un nerf est endommagé ou bien en cas de fracture ou d'infection articulaire. Dans certains cas, le pied surchargé qui se retrouve fourbu mécaniquement peut devenir si douloureux que le cheval va reporter son poids sur la partie blessée à l'origine pour soulager ce pied. On peut alors penser à tort que la blessure d'origine est en voie de guérison.

MON PROFESSIONNEL DES SOINS AUX SABOTS ME PARLE D'UN ÉTIREMENT DE LA LIGNE BLANCHE. QU'EST-CE QUE C'EST ?

Lorsque la largeur de ligne blanche fait plus de trois millimètres, on dit qu'il y a un étirement de la ligne blanche. C'est un signe indiquant que la connexion lamellaire se relâche. Très souvent, le premier avertissement visible d'un problème en cours dans le pied. En principe, ton professionnel des soins aux sabots va tout de suite faire ce qui s'impose. Il va parer de façon à ce qu'aucune force ne s'exerce sur la ligne blanche et la connexion lamellaire. Il va également expliquer ce que tu dois faire pour améliorer la qualité de la ligne blanche et de la connexion lamellaire.

QU'EST-CE QU'UN COIN NÉCROTIQUE ?

Si, dans la phase chronique, l'os du pied se détache de la paroi et commence à basculer dans boîte cornée, il se crée alors un espace en pince, entre la paroi et l'os. Cet espace se remplit de kératinocytes, de sang coagulé, de sérum, de corne morte et de nouveaux foyers d'inflammation. Nous appelons cet ensemble le coin nécrotique.

UN ANNEAU DE FOURBURE, QU'EST-CE QUE C'EST ?

L'os du pied descend dans la boîte cornée et tire vers le bas les tissus à partir desquels pousse la paroi. Il se forme alors un anneau de croissance très marqué sur la paroi. On peut déjà le voir quelques jours après le début d'une fourbure. Il va ensuite descendre au fur et à mesure de la pousse de la paroi. En fonction de la position de cet anneau de fourbure sur la paroi, il est possible d'évaluer à quel moment la fourbure a débuté. Car il faut une année à la paroi pour se renouveler totalement. Si l'on voit un anneau de fourbure à mi-hauteur d'une paroi on peut en conclure qu'une fourbure s'est produite il y a six mois environ.

QU'EST-CE QU'UN ÉVASEMENT ?

Les évasements (ou « flares » en anglais) sont des déformations vers l'extérieur de la paroi. Ils se créent lorsque la connexion lamellaire n'arrive pas à compenser les forces qui s'exercent sur la paroi. Tout comme un étirement de la ligne blanche, les évasements doivent être considérés comme un avertissement concernant l'état de santé du sabot.

LES BABOUCHES, QU'EST-CE QUE C'EST ?

Si le pied n'est pas paré correctement et à temps, la connexion lamellaire est sollicitée lors de la marche quand le pied bascule sur la pince et cela crée un pied en forme de babouche. La pince se tord vers le haut et forme une boucle qui se replie vers la jambe. À ce stade, on espère que des promeneurs vont le remarquer et avertir la SPA.

QUAND ON PARLE DE BASCULE DE L'OS DU PIED OU DE ROTATION DE LA BOÎTE CORNÉE, DE QUOI S'AGIT-IL ?

Au cours de la phase chronique, l'angle entre l'os du pied et la boîte cornée se modifie. Au début, l'os du pied semble basculer par rapport à la paroi. La connexion lamellaire est en ce cas seulement désengrenée à l'avant du sabot. L'os du pied effectue une sorte de rotation vers la partie postérieure et encore intacte de la connexion lamellaire. Cela est dû au fait que le poids du cheval appuie sur les pieds et que le tendon fléchisseur profond du doigt tire sur l'os au moment du déroulement du pied pour la marche. C'est ce qu'on appelle bascule de l'os du pied.

À un stade ultérieur, lorsque la connexion lamellaire est complètement désengrenée, la paroi pousse en s'éloignant de l'os du pied. C'est ce qu'on appelle la rotation de la boîte cornée. Elle résulte d'une mauvaise répartition des forces. Une pince trop longue, une paroi trop longue et des talons trop hauts contribuent tous au problème. La formation du coin nécrotique contribue également à éloigner la paroi de l'os du pied. Pour faciliter le reste de la lecture, à partir de maintenant nous nommerons ces deux défauts bascule de l'os du pied.

LA RADIO MONTRE UNE BASCULE DE 10 DEGRÉS. CELA SIGNIFIE-T-IL LA FIN POUR MON CHEVAL ?

Les vétérinaires appliquent en général la règle suivante : une bascule inférieure à 5,5 degrés permet d'avoir bon espoir ; si elle est supérieure à 11,5 degrés le pronostic est mauvais. Il y a heureusement de nombreuses exceptions et ce, en fonction du traitement choisi. Un cheval avec une bascule de 5 degrés, auquel on applique une ferrure thérapeutique et un lourd traitement antidouleur, sans effectuer aucun changement au niveau de son alimentation, de son mode d'hébergement et de son activité physique aura de moins bonnes perspectives de guérison qu'un cheval avec une bascule deux fois plus importante mais qui bénéficiera d'un parage correct, d'hippo-sandales et dont on adaptera en fonction les conditions de vie. La croissance d'une paroi saine ramènera l'os du pied à sa position normale quel que soit le degré de bascule. Naturellement, cela ne peut avoir lieu qu'avec les conditions et le traitement adéquats.

Des études menées en 2010 ont montré que la rapidité à laquelle la bascule augmente ou diminue influe bien plus sur le pronostic de guérison que le degré de bascule en soi.

LA SOLE EST PLEINE D'HÉMATOMES. COMMENT CELA SE FAIT-IL ?

L'os du pied qui a basculé appuie sur la sole. C'est ce qui provoque des contusions du derme solaire. On voit apparaître un contour violet-rouge contusionné en forme de croissant. Dans les cas de fourbure traumatique ces hématomes apparaissent déjà à un stade antérieur. En ce cas c'est la pression exercée de l'extérieur qui en est la cause. Les hématomes de la sole peuvent entraîner des abcès car ils diminuent la qualité de la sole. La corne solaire devient légèrement poreuse. Les bactéries peuvent la pénétrer et provoquer un abcès.

QU'EST-CE QU'UNE PERFORATION DE LA SOLE ?

L'os du pied peut basculer et appuyer sur la sole à un tel point que celle-ci n'est plus capable de résister. La pointe de l'os perce alors la sole et est visible de l'extérieur. C'est une complication douloureuse qui fait courir de gros risques d'infection. Même si cela est impressionnant à voir, avec de bons soins, la guérison est possible. Ton professionnel des soins aux sabots essaiera de diminuer la bascule de l'os du pied le plus rapidement possible afin d'éviter une aggravation.

La blessure doit être bien nettoyée et gardée propre. Le risque d'infection est très élevé. Un pansement sera ensuite mis sur le pied. On peut également utiliser des hipposandales. À l'endroit où l'os à nu toucherait l'hipposandale on peut creuser une cavité dans la semelle de celle-ci. L'hipposandale doit être constamment gardée propre et désinfectée. Le cheval doit avoir des antibiotiques. Le vétérinaire passera régulièrement pour contrôler son état.

QU'EST-CE QU'UN AFFAISSEMENT DE L'OS DU PIED OU « SINKER » ?

Lorsque la connexion lamellaire est lourdement endommagée dans tout le pied et complètement désengrenée, l'os du pied peut effectuer une descente distale dans la boîte cornée. C'est ce qu'on appelle un « sinker ». On remarque au début que le bourrelet coronaire s'aplatit et semble vide. Dans certains cas on constate un renfoncement en son centre. La sole d'un sabot avec un sinker est remarquablement plate ou même bombée. Des hématomes solaires peuvent apparaître.

Un tel affaissement de l'os du pied n'est pas bon signe. Pourtant, même à ce stade la guérison est possible à condition d'apporter des soins adaptés aux sabots, que les conditions de vie (nutrition, hébergement et mouvement) soient ajustées, que la cause de la fourbure soit identifiée et, dans la mesure du possible, supprimée. Au fur et à mesure de sa croissance, la paroi saine va faire remonter l'os du pied et lui faire retrouver sa position normale.

QU'EST-CE QUE LE DÉSABOTAGE ?

Le désabotage est le stade extrême du désengrènement de la connexion entre le derme du sabot et la boîte cornée. Non seulement la paroi, mais aussi la sole, la fourchette et les glomes se détachent. On connaît des cas où des chevaux ayant désaboté ont pu être remis sur pied au propre comme au figuré. Mais la voie de la guérison est longue, douloureuse et engendre beaucoup de stress. Il faut se demander s'il cela se justifie du point de vue éthique. Si par malheur ton cheval en arrive à ce stade et que tu veux tenter le tout pour le tout, choisis alors un vétérinaire et un professionnel des soins aux sabots qualifiés et ayant l'expérience du désabotage. Les soins devront se dérouler en clinique.

QU'EST-CE QU'UNE DÉFORMATION EN POINTE DE SKI ?

L'os est un tissu vivant et actif. S'il subit une pression des changements vont se produire. La pointe de l'os du pied peut ainsi se déformer. Ce phénomène, bien visible sur les radios s'appelle une déformation en pointe de ski. La plupart du temps, elle va disparaître une fois le pied guéri car la pression qui l'a provoquée ne sera plus là. La nouvelle pousse d'une paroi bien alignée exercera aussi les pressions nécessaires pour forcer l'os à retrouver sa forme initiale. Il va sans dire que ce processus va prendre du temps. À peu près autant qu'il en a fallu pour déformer la pointe de l'os du pied. Il faut bien sûr que toutes les conditions optimales soient réunies pour y parvenir.

LES CAUSES

QU'APPELLE-T-ON CAUSE PRIMAIRE ET CAUSE FACILITANTE ?

On ne peut quasiment jamais attribuer la fourbure à un élément isolé, mais on peut en désigner un comme étant le principal coupable. Nous l'appellerons la cause primaire. Celle-ci perturbe l'équilibre du métabolisme du cheval au point d'en diminuer les chances de complète guérison tant qu'elle ne sera pas traitée énergiquement. Parfois, les facteurs s'accumulent sans que le cheval n'ait de fourbure. Il suffit qu'un nouvel élément s'y ajoute pour faire pencher la balance du mauvais côté. Ces facteurs vont faciliter le déclenchement d'une fourbure (la rendre possible). C'est pourquoi nous les appellerons des causes facilitantes.

Prenons l'exemple d'un cheval souffrant d'une affection du foie. Il sera plus sensible à une substance toxique qu'un individu dont le foie est sain. Si tu ne connais pas l'existence de cette pathologie, tu risques fort de penser que l'ingestion de la substance toxique est à l'origine de la fourbure. Tu accuseras le vermifuge, par exemple, alors que celui-ci ne représente rien de plus qu'une cause facilitante.

QUELLES SONT LES CAUSES D'UNE FOURBURE ?

Tu sais que la fourbure n'est pas une maladie en soi mais plutôt une sorte de signe clinique complexe indiquant un problème quelque part dans l'organisme (voir la question « La fourbure est-elle une maladie du sabot ? » à la page 20). Les causes potentielles sont donc multiples. Les problèmes digestifs, circulatoires et hormonaux font partie des causes les plus courantes. Les substances toxiques, le stress, l'hyperlipidémie et la surcharge mécanique peuvent aussi être impliqués. Nous allons rapidement passer ces facteurs en revue et voir comment ils endommagent directement ou indirectement la connexion lamellaire. Avant de commencer, relis d'abord la réponse à la question « Comment la connexion lamellaire s'abîme-t-elle ? » à la page 26.

PROBLÈMES DIGESTIFS

Le gros intestin joue un rôle crucial dans la digestion. Une flore équilibrée et une paroi intestinale en bon état sont essentielles à la santé du système digestif. Un apport trop important d'hydrates de carbone (sucres, amidon et fructane) provoque une acidose du gros intestin. Cela détruit certaines bactéries intestinales qui vont mourir en libérant des toxines. La paroi intestinale étant également endommagée par l'acidose, les toxines la traversent et passent dans la circulation sanguine. Elles peuvent y engendrer la formation de caillots (microthromboses) qui vont bloquer les plus petits capillaires du derme du sabot. Le derme du sabot, mal irrigué, va être partiellement détruit. Cela peut occasionner une fourbure.

Des bactéries intestinales d'un autre type vont justement proliférer et libérer des toxines qui participent à la destruction de protéines de la membrane basale. Ces protéines sont là pour assurer la jonction avec les cellules cornées de la paroi. Cela peut également entraîner une fourbure.

PROBLÈMES CIRCULATOIRES

Les lamelles dermiques doivent être bien irriguées. L'irrigation sanguine assure un apport suffisant de sang oxygéné, riche en substances nutritives, hormones et enzymes et l'évacuation du sang pauvre en oxygène et des déchets. Les problèmes circulatoires perturbent ce processus, ce qui entraîne la destruction des lamelles dermiques. La connexion entre la paroi et les structures internes du pied est alors endommagée. En bref : une fourbure.

Les problèmes circulatoires sont provoqués e.a. par :

- Une tuméfaction, par suite d'une infection par exemple, qui va couper la circulation
- Des caillots, provoqués par des problèmes digestifs ou des changements soudains dans l'alimentation
- Des capillaires endommagés dans le sabot à cause d'une surcharge
- Une tension artérielle trop basse, à cause par exemple d'une anesthésie
- Certains médicaments, dont les corticostéroïdes

PROBLÈMES HORMONAUX

Les principaux problèmes hormonaux pouvant être associés à la fourbure sont le syndrome métabolique équin, le PPID et l'utilisation de corticostéroïdes.

LE SYNDROME MÉTABOLIQUE ÉQUIN (SME)

En cas de syndrome métabolique équin (SME), le cheval a depuis longtemps une glycémie et un taux d'insuline trop élevés dans le sang. L'organisme ne réagissant pas bien à la présence de l'insuline, ces chevaux deviennent insulinorésistants. La quantité élevée de glucides sanguins est une cause possible de fourbure. Les choses se présentent comme suit :

1. Le cheval absorbe rapidement des sucres rapides et de l'amidon.
2. Le taux de glycémie augmente.
3. L'organisme libère de l'insuline.
4. Sur les parois des cellules et en particulier celles des cellules musculaires se trouvent ce que l'on appelle des récepteurs de l'insuline.
5. L'insuline « communique » aux cellules par le biais de ces récepteurs qu'elles doivent absorber les glucides et le transformer en énergie.
6. S'il y a trop souvent trop de glucides dans le sang, il y a alors aussi trop d'insuline.
7. S'il y a trop souvent trop d'insuline dans le sang les récepteurs « ne répondent plus » (deviennent résistants) à l'insuline.
8. Il reste alors beaucoup trop de glucides dans le sang (hyperglycémie).
9. Le cheval ne pouvant utiliser ces glucides, il ressent alors une sensation de faim et va manger plus. Le problème va alors empirer car les taux sanguins de glycémie et d'insuline augmentent.

L'hyperglycémie agit de deux façons sur l'apparition d'une fourbure. Les glucides vont d'abord entraîner la destruction des hémidesmosomes, puis il va y avoir dommage, vasoconstriction et obstruction des capillaires du derme lamellaire.

Chez les individus touchés par le SME on constate souvent un surpoids, des dépôts de graisse bizarres sur le corps, des taux de lipides sanguins anormaux, une tension plus élevée et ils boivent et urinent plus que les autres chevaux.

LE PPID

PPID est l'abréviation de l'anglais « Pituitary Pars Intermedia Dysfunction » (en français : Dysfonctionnement de la Pars Intermedia de la glande Pituitaire, ou DPIP). Une affection que beaucoup nomment à tort maladie ou syndrome de Cushing. Dans le cas d'un PPID, il y a un problème au niveau d'une glande endocrine située à la base du cerveau : l'hypophyse. Celle-ci sécrète certaines hormones en trop grandes quantités. On ne sait pas exactement comment cela mène à une fourbure. Les principaux suspects sont les hormones ACTH et CLIP qui, à leur tour, vont produire cortisol et insuline en excès. Tu connais maintenant le rôle de l'insuline. Le cortisol provoque une augmentation de la glycémie. Tu viens aussi de lire ce qu'une glycémie trop élevée peut entraîner. L'apparition et l'aggravation de la résistance à l'insuline ainsi que la destruction des cellules de la membrane basale ont été mis en rapport avec le cortisol.

LES CORTICOSTÉROÏDES

Ils sont la version chimique, fabriquée par l'homme, du cortisol. Le vétérinaire les utilise pour combattre les inflammations et les infections. Les corticostéroïdes augmentent la glycémie et (comme le cortisol) réduisent la sensibilité à l'insuline. En outre, ils contribuent directement à la destruction des hémidesmosomes de la membrane basale. Les corticostéroïdes sont un bon exemple de cause facilitante. Ils ne provoqueront pas à eux seuls une fourbure. Mais chez un cheval à la limite de la résistance à l'insuline, ils peuvent être la petite goutte d'eau qui fait déborder le vase. On connaît des exemples de chevaux souffrant de troubles des voies respiratoires (comme une BCOP) qui, après une utilisation prolongée d'un inhalateur contenant de la béclométasone, ont été fourbus.

Une fourbure causée par le syndrome métabolique équin, le PPID ou l'utilisation de corticostéroïdes est classée dans la catégorie des fourbures liées à un problème hormonal.

LES TOXINES

Les toxines activent les plaquettes sanguines qui forment des caillots dans les vaisseaux et provoquer des obstructions. De plus, elles sécrètent de la sérotonine qui agit comme un vasoconstricteur. Microthromboses et vasoconstriction vont entraver l'irrigation du derme du sabot et forment ainsi la recette idéale pour une fourbure. En outre, certaines toxines peuvent endommager les reins, le foie ou la paroi intestinale. Un moins bon fonctionnement des reins entraîne un séjour prolongé des toxines dans l'organisme. Le foie doit être en bonne santé pour éliminer les excédents de sucre dans le sang. Une paroi intestinale endommagée laisse plus facilement passer les toxines dont nous avons parlé à la page 34 sous « Problèmes digestifs ». D'autres toxines peuvent arriver dans la circulation sanguine de toutes sortes de façons. Les infections et les inflammations sont des sources tristement célèbres de toxines bactériennes. Il faut bien surveiller les chevaux qui ont une grippe, une pneumonie, une ophtalmie, une mastite ou un autre type d'infection pour qu'ils ne se retrouvent pas avec en plus une fourbure. Les juments qui font une rétention du placenta après un poulinage risquent elles aussi une infection bactérienne. Des coliques et une torsion de l'intestin après une opération peuvent provoquer une réaction inflammatoire qui va faire augmenter la quantité de toxines dans le sang. Outre ces toxines bactériennes, il faut faire attention aux moisissures du foin et du préfané, aux plantes toxiques, à l'eau polluée, aux pesticides et aux engrais chimiques.

Une fourbure causée par une substance toxique est classée dans la catégorie des fourbures liées à un SRIS.

LE STRESS

Un stress de longue durée perturbe les sécrétions hormonales, la régulation de la glycémie et la circulation sanguine. Le stress dérègle la production de cortisol. Dans des situations de stress, cette hormone assure la conversion des protéines et des graisses en glucose. Ce qui augmente la glycémie. La montée de l'adrénaline, hormone du stress, contribue aussi à cette augmentation. L'adrénaline diminuant la sensibilité à l'insuline, plus de glucides restent dans le sang. L'adrénaline a également un effet vasoconstricteur. Tout comme la noradrénaline et la dopamine.

L'HYPERLIPIDÉMIE

L'hyperlipidémie se caractérise par une concentration élevée de lipides (graisses) dans le sang. Elle peut entraîner une vasoconstriction au niveau des sabots. Comme on ne se lassera jamais de le répéter, cette réduction de l'irrigation sanguine cause la destruction des tissus du sabot (le derme du sabot, les lamelles dermiques et la membrane basale). La fourbure peut maintenant survenir ou empirer. Lorsqu'un cheval se retrouve tout à coup sans rien à manger ou presque, ce problème peut aussi se produire. Par exemple en cas de grosses chutes de neige qui l'empêchent de brouter. Des juments gestantes ou allaitantes, surtout lorsqu'elles ont trop peu de nourriture pour compenser leurs besoins accrus, peuvent développer une hyperlipidémie. Les poneys, les ânes et les chevaux de races miniatures, les chevaux trop gras et ceux atteints de PPID sont souvent touchés par l'hyperlipidémie.

LA SURCHARGE

La fourbure traumatique est une forme spécifique de fourbure (voir p. 24). Elle peut survenir lorsque les sabots subissent pendant une durée prolongée une surcharge ou un déséquilibre, la plupart du temps sur un sol souvent dur. La surcharge des sabots peut être causée par:

- Un parage incorrect ou des problèmes de pieds (talons fuyants, barres trop longues, pince trop longue)
- Un poser du pied en pince (provoqué par une douleur dans une autre partie du pied ou du corps. Pense par exemple au syndrome naviculaire ou à un abcès)
- La ferrure
- Lorsque le cheval marche souvent sur la route (chevaux attelés, chevaux de la police)
- Le surpoids
- La vie en box
- Pour soulager une douleur (après une opération par ex.)

Les tissus du pied ne sont pas à même de supporter une charge excessive. Les capillaires sont endommagés ou écrasés. Le derme du sabot et les lamelles dermiques sont alors insuffisamment irrigués et oxygénés. Résultat : une fourbure de surcharge comme nous appelons parfois la fourbure traumatique.

LA RÉSISTANCE À L'INSULINE, QU'EST-CE QUE C'EST ?

L'insuline est l'hormone qui va « dire » aux cellules d'absorber le glucose sanguin. En cas de résistance à l'insuline (ou insulinorésistance) les cellules ne réagissent plus correctement à cette dernière. Les glucides ne sont pas bien absorbés et le taux de glycémie reste trop élevé (hyperglycémie). La résistance à l'insuline est un des principaux signes cliniques du syndrome métabolique équin (SME).

LE SME, QU'EST-CE QUE C'EST ?

SME est l'abréviation de Syndrome Métabolique Équin. La variante équine du diabète de type 2 chez les humains. Tout ce que cela comprend est expliqué à la page 35.

QUELLE DIFFÉRENCE Y A-T-IL ENTRE LA RÉSISTANCE À L'INSULINE ET LE SME ?

Le SME est en fait tout un ensemble de dysfonctionnements : résistance à l'insuline, problèmes de poids, tension artérielle élevée et taux de lipides sanguins anormaux. La résistance à l'insuline étant la caractéristique la plus importante du SME, celui-ci est souvent appelé syndrome de résistance à l'insuline. De plus, le surpoids et la résistance à l'insuline s'influencent réciproquement. Le surpoids engendre une résistance à l'insuline et cette dernière engendre le surpoids. La différence entre SME et résistance à l'insuline est donc essentiellement théorique.

MON VÉTÉRINAIRE ME PARLE D'OBÉSITÉ ET D'ADIPOSE. QU'EST-CE QUE C'EST ET QUELLE EST LA DIFFÉRENCE ?

Il y a deux types de chevaux en surpoids : ceux qui sont gros car ils mangent trop et ceux qui sont gros à cause de problèmes hormonaux. Les premiers ont un gros ventre et sont plus lourds qu'ils ne le devraient. On dit qu'ils sont obèses. Une alimentation plus adaptée et du mouvement font des miracles. Chez les seconds on remarque une répartition bizarre des masses graisseuses sur le corps. Il y a des dépôts de graisse au dessus des yeux, le long de la partie supérieure de l'encolure, sur les épaules, sur la ligne du dessus, à la naissance de la queue, sur le fourreau ou les mamelles. Cette forme de surpoids s'appelle adipose. On voit souvent de l'adipose chez les chevaux avec un SME. Et bien sûr, un cheval peut être à la fois obèse et avoir de l'adipose.

N'Y A-T-IL QU'UNE SEULE SORTE DE SUCRE ?

Nous parlons du sucre dans l'alimentation du cheval mais nous devrions utiliser le terme d'hydrate de carbone. C'est un terme plus général. En effet, certains hydrates de carbone ne sont pas des sucres, comme le fructane, l'amidon et les fibres alimentaires. Comme tu vas souvent entendre parler, dans ce livre et ailleurs, des différents types d'hydrates de carbone, nous allons rapidement les aborder ici.

Les hydrates de carbone peuvent être classés en :

- Glucides simples et doubles, comme le glucose (sucre de raisin), le fructose (sucre de fruit) et le sucrose (sucre de betterave). On les appelle aussi « sucres rapides ».
- Fructanes. Il existe différentes sortes de fructanes que, dans ce livre, nous désignerons toutes, pour plus de facilité, par le terme de fructane.
- Glucides complexes, comme l'amidon et les fibres alimentaires (e.a. la cellulose).

Sur une analyse de foin, les étiquettes des aliments et dans le reste de ce livre, tu vas souvent trouver les abréviations suivantes des différents types d'hydrates de carbone :

- GSEt : Glucides solubles à l'éthanol = glucides simples et doubles
- GSE : Glucides solubles à l'eau = GSEt + fructane
- GNS : Glucides non-structuraux = GSE + amidon
- GS : Glucides structuraux = fibres alimentaires

QU'EST-CE QUE LE FRUCTANE ?

Si elle dispose de plus de sucre qu'il n'en faut pour croître, l'herbe de nos prairies le stocke sous forme de fructane pour l'utiliser au moment le plus opportun pour sa croissance. C'est le cas par exemple pendant une nuit fraîche et que la croissance est au point mort. Ce stockage se produit aussi lorsque d'autres facteurs de croissance comme l'eau, la température et les substances nutritives ne sont pas en quantités suffisantes.

L'herbe produit également du fructane pour se protéger contre le gel. Lorsque la température descend sous les moins dix, le fructane est converti en sucre. Comme l'eau sucrée gèle moins facilement que l'eau pure, la plante se protège ainsi contre le gel. Le lien entre le fructane et la fourbure est expliqué au paragraphe suivant.

LES CHEVAUX SONT SOUVENT FOURBUS À CAUSE DU FRUCTANE ?

Non. C'est ce que l'on a pensé pendant longtemps et on trouve toujours toutes sortes d'index et de mesures du fructane sur internet. Le fructane peut influencer l'apparition ou l'aggravation d'une fourbure, mais seulement s'il s'agit d'une fourbure liée au SRIS. Ce type de fourbure représente environ 10% de l'ensemble des cas et même là on peut en attribuer la cause à une multitude d'autres facteurs.

Examinons un peu le rôle réellement joué par le fructane. Le fructane est un glucide complexe composé de longues chaînes comportant surtout des molécules de fructose. Le tube digestif du cheval ne possède pas les enzymes adaptés permettant de digérer le fructane. Ce sont les bactéries du gros intestin qui s'en chargent. Cela se fait par un processus de fermentation au cours duquel il y a production d'acides gras volatils. Pour les chevaux nourris exclusivement au fourrage, ces acides gras volatils sont la principale source d'énergie. Trop de fructane dans le gros intestin entraîne une production d'acides gras plus importante que ce que la circulation sanguine peut évacuer. Cela provoque une acidose du gros intestin. Il se produit alors ce qui est décrit à la page 34 sous « Problèmes digestifs ».
En résumé : une paroi intestinale endommagée avec destruction de bactéries qui meurent en libérant des toxines et une prolifération d'autres bactéries provoquant la destruction de protéines essentielles de la membrane basale.

C'EST QUOI L'HERBE STRESSÉE ?

Lorsque toutes les bonnes conditions sont réunies pour la plante (soleil, température supérieure à cinq degrés, eau et nutriments en suffisance), elle utilise les glucides et le fructane (les glucides solubles dans l'eau, ou GSE) pour croître. Quand l'un ou l'autre de ces facteurs vient à manquer, l'herbe produira et stockera plus de GSE. À ce stade, on parle d'herbe stressée. Des journées ensoleillées associées à des gelées nocturnes représentent la recette parfaite pour une herbe stressée. Une luminosité abondante combinée à des températures diurnes basses ou un manque de nutriments va également contribuer à stresser l'herbe.

JE PENSAIS QU'IL N'Y AVAIT QUE LE PRINTEMPS COMME PÉRIODE À RISQUE. ET VOILÀ QUE MON CHEVAL FAIT UNE FOURBURE EN AUTOMNE. COMMENT EST-CE POSSIBLE ?

En automne, lorsque les gelées nocturnes reviennent et qu'il y a encore de belles journées ensoleillées, le risque d'avoir une herbe stressée contenant beaucoup de fructane augmente considérablement. Certaines personnes commencent aussi à donner du foin s'il y a moins d'herbe dans le pré. Ce foin a pu être récolté à un moment où l'herbe était très riche en glucides. Ces derniers se retrouvent maintenant dans le foin.

D'autre part, nous modifions souvent en automne le rythme de travail de nos chevaux. Nous avons moins de temps que pendant les longues journées d'été et de vacances pour faire des balades. Beaucoup de chevaux se retrouvent soudainement au repos. Comme ils se dépensent moins et reçoivent une nourriture riche en hydrates de carbone, la fourbure les guette.

Les chevaux souffrant de PPID ont des taux d'ACTH plus élevés à la fin de l'été et au début de l'automne. Cela provoque la libération d'une plus grande quantité de cortisol qui, à son tour, entraîne une augmentation de la glycémie.

L'HERBE EST RASE ET MON CHEVAL EST QUAND MÊME FOURBU. COMMENT EST-CE POSSIBLE ?

Si la graminée est gênée dans sa croissance, par exemple par un gel soudain, de la grêle, des insectes voraces ou par le bétail qui piétine l'herbe, elle ne peut pas former de graines. Les glucides qu'elle aurait normalement utilisés pour la formation de ces graines, restent dans la tige. Il se passe la même chose quand l'herbe a été grignotée trop courte. Elle contient énormément de glucides. Ton cheval ne le sait pas et continuera de manger jusqu'à satiété. S'il se trouve sur une herbe rase et riche en glucides il court un plus grand risque de fourbure. Mettre un cheval fourbu dans un pré ras afin de le faire maigrir, et sans lui fournir du foin pauvre, n'est donc pas une bonne idée.

LE PPID ET LA MALADIE DE CUSHING, EST-CE LA MÊME CHOSE ?

Les deux termes sont souvent confondus ou considérés comme des synonymes. À la page 36, tu as pu lire ce qu'est le PPID. Dans la maladie de Cushing, il y a également un problème de l'hypophyse. Mais celui-ci se situe dans une autre partie de l'hypophyse. Le déroulement de la maladie est différent de ce qui se passe avec le PPID. Il y a de nombreuses similitudes mais ce sont deux troubles distincts. Si cette maladie se rencontre chez les chiens et les humains, elle est très rare chez les chevaux.

QU'EST-CE QUE L'ACTH ?

L'ACTH est une hormone sécrétée par l'hypophyse. Chez les chevaux souffrant de PPID les taux sanguins d'ACTH sont trop élevés. C'est aussi le cas chez les chevaux qui ont mal ou sont stressés. De la fin juillet au début novembre, les taux d'ACTH sont en augmentation chez tous les chevaux avec un pic en septembre/octobre. C'est ce que l'on appelle le pic saisonnier.

QU'EST-CE QUE LE CORTISOL ?

Tu as déjà vu passer ce terme plusieurs fois. Les glandes surrénales sécrètent cette hormone dans les situations de stress afin de convertir rapidement les protéines et les graisses en glucose. Les muscles ont un besoin accru de ce sucre rapide si le cheval doit fuir un lion affamé. Chez notre cheval domestique ces situations critiques ne surviennent pas souvent. Le glucose augmente la glycémie. Le cortisol a un effet vasoconstricteur et est associé à l'apparition et l'aggravation de la résistance à l'insuline. Il contribue également à la dégradation des hémidesmosomes de la membrane basale.

MON CHEVAL A-T-IL LE SME OU LE PPID ?

L'adipose, la fourbure et la résistance à l'insuline sont des signes cliniques à la fois du SME et du PPID. Voici les différences :

- Le SME peut débuter tôt, le PPID est plus (mais pas exclusivement !) un trouble du cheval âgé.
- En cas de simple SME, on ne constate pas de signes cliniques caractéristiques du PPID, comme un poil épais et bouclé.
- Chez les chevaux avec un PPID, qui n'ont ni stress ni douleur, les taux d'ACTH restent trop élevés, même en dehors du pic saisonnier.

Les chevaux peuvent bien sûr avoir à la fois le SME et le PPID.

Si tu veux connaître les tenants et aboutissants de cette vilaine maladie, lis le livre « PPID décrypté : le guide indispensable » (ISBN 978-94-93034-15-0).

ON DONNE DES CORTICOSTÉROÏDES À MON CHEVAL. EST-CE QUE CELA PEUT LUI PROVOQUER UNE FOURBURE ?

C'est possible mais cela ne se produit que rarement. La plupart du temps, ton cheval a déjà quelques problèmes. Retourne à la page 36 où tout cela est expliqué.

MON CHEVAL PEUT-IL AVOIR UNE FOURBURE À CAUSE D'UNE HERBE TROP RICHE EN PROTÉINES ?

Pendant longtemps, on a pensé que la surconsommation de protéines était ce qui causait une fourbure. On sait maintenant que cela est faux. Les protéines en excès sont fractionnées puis éliminées dans les urines. Il est vrai que leur catabolisme (dégradation) libère de l'ammoniac. Ce qui surcharge le foie et les reins. L'ammoniac déséquilibre aussi la flore du gros intestin. Un excès de protéines peut donc jouer un rôle accessoire mais ne sera certainement pas la cause primaire de l'apparition d'une fourbure.

MA JUMENT VA BIENTÔT AVOIR UN POULAIN. QUEL EST LE RAPPORT ENTRE LE PLACENTA ET LA FOURBURE ?

Si le placenta n'a pas été entièrement « délivré » dans les deux heures suivant la naissance, une infection bactérienne peut se produire. Cette dernière peut provoquer une fourbure liée au SRIS. Voilà pourquoi les poulinières peuvent être relativement souvent touchées par une fourbure.

MON CHEVAL VIENT D'AVOIR DES COLIQUES SÉVÈRES ET MAINTENANT IL EST FOURBU. Y A-T-IL UN LIEN ENTRE LES DEUX ?

Lors d'une torsion de l'intestin à cause de coliques, la circulation sanguine de la paroi intestinale est interrompue. Cette paroi est abîmée et va plus facilement laisser passer des toxines. Il y a déjà une bonne quantité de toxines libérée par la réaction inflammatoire consécutive à la colique. Cela peut entraîner une fourbure liée au SRIS. Si la paroi intestinale a été endommagée par une acidose, comme décrit à la page 34 sous « Problèmes digestifs », les problèmes s'accumulent et le risque de fourbure ne fait qu'augmenter.

MON CHEVAL EST FOURBU APRÈS AVOIR BU UNE TRÈS GRANDE QUANTITÉ D'EAU. COMMENT EST-CE POSSIBLE ?

De grandes quantités d'eau absorbées trop vite attaquent la flore intestinale. Un grand nombre de bactéries du gros intestin meurent sans qu'on ne s'en rende compte. La mort des bactéries entraîne le passage de toxines depuis l'intestin vers la circulation sanguine où elles provoquent de petits caillots (microthromboses) qui vont boucher les capillaires du derme du sabot. Ce dernier, mal irrigué, va être partiellement détruit. Cela peut causer une fourbure. On dit souvent que de l'eau trop froide peut avoir le même effet mais ce n'est pas vrai.

UN VACCIN OU UN VERMIFUGE PEUVENT-ILS ÊTRE RESPONSABLES D'UNE FOURBURE ?

On pourrait considérer les vaccins et les vermifuges comme des substances toxiques et penser qu'ils contribuent à l'apparition d'une fourbure liée au SRIS. En pratique, ils sont rarement une cause facilitante. Si tu penses qu'il y a déjà beaucoup de substances toxiques dans l'organisme de ton cheval, attends un peu avant de le vacciner ou de le vermifuger. Il ne faut pas accumuler les substances toxiques.

LE RISQUE DE FOURBURE EST-IL PLUS ÉLEVÉ POUR MON CHEVAL ?

Si ton cheval appartient à l'une de ces catégories, il risque d'être plus sensible à la fourbure :

- Les races de poneys rustiques et les ânes, car ils ont tendance à développer un surpoids et une résistance à l'insuline.
- Les chevaux en surpoids, avec une résistance à l'insuline, un SME ou un PPID.
- Les chevaux âgés car ils ont été plus longtemps exposés aux facteurs de risque que les jeunes et ils ont souvent déjà été fourbus. Le PPID est également plus fréquent chez les chevaux âgés.
- Les chevaux de sang et les pur-sang anglais. Ces races ont souvent une sole plate et fine, ce qui augmente les risques de fourbure traumatique.
- Les grands chevaux de trait.
- Les chevaux souffrant d'une autre maladie ou inflammation.
- Les juments qui viennent de pouliner.
- Tous les chevaux chez qui on a insuffisamment tenu compte de leurs besoins naturels en ce qui concerne l'hébergement, l'alimentation, le mouvement et les soins aux sabots. Il y en a hélas encore beaucoup.

D'ACCORD, LE STRESS EST MAUVAIS POUR MON CHEVAL FOURBU. MAIS COMMENT ÉVITER LE STRESS ?

À la page 37, tu as appris pourquoi le stress était mauvais pour ton cheval. Il y a toute une liste de facteurs de stress que tu pourrais réduire ou faire disparaître:

- Douleur
- Transport
- Compétition
- Infestation chronique par les vers
- Visite du vétérinaire, maréchal brusque ou pressé, dentiste
- Selle inadaptée
- Sevrage trop précoce
- Débourrage trop précoce
- Travail monotone
- Manque d'interaction sociale : pas de vie en troupeau, vie solitaire en box
- Manque de tranquillité dans le lieu de vie, par exemple une écurie avec beaucoup d'agitation ou un pré près d'une autoroute
- Deuil. Lorsque deux chevaux qui ont grandi ensemble et qui ont établi des liens étroits sont soudainement séparés.
- Radiation des tours de transmission et des lignes à haute tension

MON CHEVAL QUI A DÉJÀ ÉTÉ FOURBU A-T-IL DES RISQUES DE RECHUTE PLUS ÉLEVÉS ?

Les chevaux qui ont été récemment fourbus courent en effet plus de risques de l'être de nouveau. Cela est sans doute dû au fait que les lamelles dermiques endommagées sont plus sensibles à tout ce qui peut causer une fourbure. Ton cheval aura aussi plus vite mal aux pieds car les tissus et les nerfs ont été endommagés. À cause de la douleur, la glycémie va augmenter et il va y avoir une vasoconstriction des vaisseaux sanguins. Ce sont deux facteurs de risque. Il se peut également que les causes primaires ou facilitantes n'aient pas toutes entièrement disparu. Surveille donc bien ton cheval et accorde la plus grande attention à la prévention d'une nouvelle fourbure.

UN DE MES PONEYS EST SANS ARRÊT FOURBU, L'AUTRE NON. COMMENT EST-CE POSSIBLE ?

Deux poneys vivent dans le même pré, ont une alimentation et un travail similaires et le même professionnel des soins aux sabots depuis des années. Et pourtant l'un des deux est régulièrement fourbu. C'est très frustrant. Il y a sans doute un aspect que toi, ton vétérinaire ou ton professionnel des soins aux sabots avez négligé. Commence par vérifier si tous les facteurs sont vraiment les mêmes. Peut-être que ce poney bouge beaucoup moins dans le pré que son copain ou peut-être que tu préfères souvent monter l'autre. Demande à ton professionnel des soins aux sabots s'il le pare différemment. Ce poney est-il ferré et l'autre non ?

Il peut aussi y avoir un problème sous-jacent que tu n'as pas encore découvert. Une inflammation ou une maladie chronique par exemple. Il est peut-être résistant à l'insuline ou a un PPID sans que tu le saches. Il est possible qu'un certain nombre de causes facilitantes se soient accumulées et entraînent maintenant un déséquilibre. Ou tu fais peut-être une fixation sur une cause que tu connais et contrôles et que tu passes ainsi à côté d'une autre cause. Tu peux aussi demander un deuxième avis à un autre vétérinaire.

Examine bien les points suivants :

- Poids, EEC et CNS (voir p. 54)
- Médicaments, vaccins, vermifuges, suppléments
- Changements dans l'alimentation et l'hébergement, temps passé au pré, exercice donné au poney

Tu vas peut-être découvrir des indices qui vont t'aider à dépister les causes cachées. N'enquête pas sur plusieurs causes en même temps. Concentre-toi sur une seule chose à la fois. Une fois qu'une cause probable est éliminée, passe à la suivante.

LA FOURBURE EST-ELLE HÉRÉDITAIRE ?

La fourbure en elle-même n'est pas héréditaire. Le SME peut l'être. Certaines races rustiques y sont prédisposées. Entre autres les Arabes, Appaloosas, Welshs, Dartmoors, Exmoors et les Shetlands. Il en va de même pour certaines lignées. La forme du sabot peut avoir une composante héréditaire. Si la forme du sabot est moins bonne elle peut contribuer à l'apparition d'une fourbure traumatique.

QU'EST-CE QUE LA FOURBURE D'HIVER ?

Les chevaux insulinorésistants peuvent avoir mal aux pieds en hiver. On appelle ce phénomène fourbure d'hiver alors qu'il ne s'agit pas en fait de fourbure. Syndrome du pied douloureux en hiver serait une meilleure dénomination. En hiver, une chute brutale des températures stimule les glandes surrénales à produire plus de cortisol. Le cortisol est une hormone qui a un effet vasoconstricteur. L'irrigation sanguine des sabots se fait moins bien. Par ailleurs, l'organisme produit plus d'hormones thyroïdiennes pour combattre le froid, ce qui réduit également le flux sanguin vers les sabots. Cela s'ajoute au fait que la circulation sanguine était déjà mauvaise chez ces chevaux, qui présentent souvent des vaisseaux sanguins endommagés et des microthromboses.

Cette mauvaise circulation provoque de la douleur qui s'aggrave encore si le cheval doit marcher sur des surfaces gelées et inégales. La douleur et le stress qui en découle augmentent la production de cortisol, créant ainsi un cercle vicieux.

Les chevaux avec un PPID ou un SME sont souvent touchés par cette fourbure d'hiver. En effet, tous les chevaux avec un SME sont résistants à l'insuline, ce qui est aussi le cas chez 60% des chevaux avec un PPID. Les chevaux qui ont des vaisseaux sanguins endommagés à cause d'une ancienne fourbure y sont également plus sensibles.

DIAGNOSTIC

MON CHEVAL EST-IL FOURBU ?

Même si la fourbure est souvent évidente, seul le vétérinaire peut poser le diagnostic. Cela semble logique mais dans de nombreux cas, le professionnel des soins aux sabots, l'instructeur ou le gérant de la pension vont t'affirmer, avec les meilleures intentions du monde, que ton cheval est fourbu alors que ce n'est pas le cas. Et s'il l'est, ces personnes ne savent pas à quel stade de la maladie il se trouve, ni si la situation est critique. Ils ne peuvent pas faire d'analyse de sang ou même interpréter les résultats d'une telle analyse. Ils ne peuvent pas faire de radios, ni en discuter avec le radiologue si celles-ci soulèvent des questions. Alors, si tu penses que ton cheval est fourbu, appelle le vétérinaire. Appelle aussi le professionnel des soins aux sabots. Si ce n'est pas à lui de poser un diagnostic il devra tout de même intervenir rapidement.

MON PROFESSIONNEL DES SOINS AUX SABOTS DIT QUE MON CHEVAL EST FOURBU. DOIS-JE QUAND MÊME APPELER LE VÉTÉRINAIRE ?

Tous les propriétaires de chevaux ne le font pas, mais il est conseillé de le faire. La fourbure est un problème médical. Même si ton professionnel des soins aux sabots a déjà vu et soigné avec succès de nombreux chevaux fourbus, il n'est pas vétérinaire. Mais si le vétérinaire et lui peuvent se concerter et collaborer si nécessaire, c'est une bonne chose. Le vétérinaire pourra alors poser un diagnostic plus précis. Le professionnel des soins aux sabots pourra faire son travail encore mieux. Il sera content d'avoir les résultats des prises de sang et des radios et de connaître avec plus de précisions la cause de la fourbure.

COMMENT PUIS-JE RECONNAÎTRE MOI-MÊME UNE FOURBURE ?

Au cours de la phase aiguë, il y a des signes que tu pourras reconnaître. Si tu en identifies un ou plusieurs, prends tout de suite les mesures d'urgence qui s'imposent (voir la question « Que dois-je faire si je pense que mon cheval est fourbu ? » à la page 60) et appelle le vétérinaire.

On observe souvent un ou plusieurs des signes suivants chez les chevaux en fourbure aiguë :

- Tremblements musculaires, transpiration, pupilles ou naseaux dilatés, oreilles aplaties.
- Fréquence respiratoire accélérée ou irrégulière (80 à 100 mouvements respiratoires par minute).
- Température élevée (40 - 41°C).
- Pouls tapant et rapide (80 à 120 battements par minute), pulsations.
- Sabots qui restent longtemps chauds.
- Parfois, un élargissement de la ligne blanche.
- Raideur ou refus de se déplacer, difficultés à tourner, boiterie plus accentuée sur un terrain dur que sur un sol souple.
- Posture caractéristique de la fourbure (le poids reporté vers l'arrière), balancement d'un pied sur l'autre, les pieds soulevés en alternance, position couchée fréquente.

COMMENT SAVOIR SI MON CHEVAL A MAL ?

Évaluer la douleur chez un cheval n'est pas chose facile. Je sais que j'enfonce une porte ouverte en le disant mais les chevaux ne peuvent pas nous dire s'ils souffrent ni à quel degré. Ils ne veulent pas non plus toujours nous le laisser voir. En tant que proie, le cheval essaie de ne pas montrer qu'il est en situation de faiblesse par rapport aux autres. Dans la nature, cela ferait de lui une cible trop évidente pour un prédateur. Mais si ton cheval a mal, il faut que tu puisses le remarquer à temps. En cas de fourbure, plus tu interviendras rapidement plus tu augmenteras les possibilités de guérison rapide.

Quelques-unes des caractéristiques décrites plus haut montrent déjà que le cheval souffre. S'il reporte tout son poids sur l'arrière-main, le cheval le fait surtout pour soulager ses antérieurs. S'il soupire et gémit et se referme sur lui-même, le cheval a mal. Regarde s'il réagit ou se comporte autrement qu'à son habitude. C'est toi qui le connaît le mieux, tu sauras donc intuitivement que quelque chose ne va pas.

POURQUOI LE CHEVAL FOURBU ADOPTE-T-IL CETTE POSTURE CARACTÉRISTIQUE ?

En se tenant ainsi, le cheval essaie de soulager la douleur de ses antérieurs en reportant tout son poids sur l'arrière-main. La paroi exerce une pression sur l'avant du sabot, ce qui est douloureux en cas de fourbure car le derme du sabot et les lamelles dermiques sont endommagées. La pression douloureuse sur la couronne et celle qu'exerce la pointe de l'os du pied sur la sole se font moins sentir quand le cheval se tient ainsi.

Cette position lui permet non seulement d'avoir moins mal mais participe aussi à la guérison. Elle diminue la pression sur les lamelles dermiques qui peuvent ainsi se rétablir un peu mieux. Le mécanisme du pied est amélioré et du même coup son irrigation sanguine. Moins de douleur signifie moins de cortisol ; et moins de cortisol entraîne une légère baisse de la glycémie. Cela est très positif dans de nombreux cas de fourbure.

LES PULSATIONS, QU'EST-CE QUE CELA SIGNIFIE ?

Une inflammation des lamelles dermiques est un signe clinique de fourbure aiguë. Si les plaquettes sanguines sont activées par cette inflammation elles vont s'agglutiner et former des caillots. Ces petits caillots vont obstruer les capillaires à l'intérieur du sabot. Les plaquettes dégagent aussi une substance qui a un effet vasoconstricteur sur les vaisseaux sanguins. Une tuméfaction produite par l'accumulation de liquide inflammatoire va également faire pression sur les vaisseaux. Cet ensemble va entraver la circulation sanguine en direction du sabot. Le sang va alors faire gonfler les artères. Voilà pourquoi tu vas sentir de fortes pulsations du pouls.

COMMENT DOIS-JE PRENDRE LE POULS DE MON CHEVAL ?

On sent le pouls au niveau de l'artère située dans le sillon se trouvant entre les deux tendons à l'arrière du paturon. Cette artère passe un peu plus bas dans le boulet. On y sent aussi le pouls, ainsi qu'à hauteur de la couronne. Pour bien sentir, utilise l'index et le majeur mis ensemble. Pose-les à plat sur l'artère pendant quelques secondes. Compte le nombre de pulsations pendant 15 secondes et multiplie ce nombre par quatre. Tu connaîtras ainsi le nombre de pulsations par minute.

QU'EST-CE QUE SIGNIFIENT EEC ET CNS ?

EEC sont les initiales de « Évaluation de l'État Corporel ». C'est un système de notation qui permet au vétérinaire d'évaluer l'état des différentes parties du corps du cheval. De un à deux les chevaux sont (très) maigres, de trois à quatre l'état est passable à bon, avec un cinq ou un six les chevaux sont trop gros et c'est particulièrement mauvais chez ceux qui sont résistants à l'insuline.

CNS sont les initiales de « Cresty Neck Score ». C'est un système de notation du tour d'encolure pour évaluer le surpoids des chevaux avec une échelle allant de 1 à 6. Un résultat supérieur ou égal à 4 est considéré comme mauvais.

COMMENT FAIRE POUR MESURER LE TOUR D'ENCOLURE DE MON CHEVAL ?

Le tour d'encolure de ton cheval permet de voir si celui-ci réagit bien aux adaptations de l'alimentation, à l'augmentation de l'exercice physique ou à certains suppléments. Il est donc utile de pouvoir le mesurer toi-même.

Pour ce faire, utilise un mètre souple de couturière et mesure à la hauteur d'un point se trouvant à mi-chemin entre le sommet de la tête et le garrot. Le cheval doit avoir la tête haute et l'encolure décontractée. Note le résultat après chaque mesure. Cela te permettra de repérer tout changement. L'augmentation du tour d'encolure peut être considéré comme le signe annonciateur de l'arrivée d'une nouvelle crise de fourbure. Si tu le remarques, tu peux sans doute intervenir à temps.

COMMENT LE VÉTÉRINAIRE ÉTABLIT-IL SON DIAGNOSTIC ?

Le diagnostic reposera sur au moins deux des points suivants :

- L'anamnèse : le vétérinaire va retracer les antécédents médicaux et les circonstances de l'apparition de la maladie. Il va te poser pour cela de nombreuses questions.
- L'examen clinique : il va vérifier le plus grand nombre possible de signes cliniques. Prendre la température, mesurer la fréquence cardiaque et respiratoire mais aussi examiner le pied à la pince à sonder et regarder comment le cheval se déplace.
- L'examen en imagerie : e.a. radios et images thermographiques.
- Le diagnostic différentiel : cela consiste à identifier une maladie en excluant d'autres pathologies présentant des signes cliniques comparables. L'analyse sanguine en est un élément important.

L'ÉCHELLE DE OBEL, QU'EST-CE QUE C'EST ?

C'est un système de classification du degré de boiterie. L'échelle va de 0 à 4. Seul le 0 signifie que « tout mouvement s'effectue sans problème ». Plus le score est élevé plus la boiterie est sévère. Le vétérinaire et le professionnel des soins aux sabots peuvent utiliser ce système pour suivre l'évolution de la guérison. Un cheval qui passe d'un Obel 4 à un Obel 3 commence à se sentir mieux dans ses sabots.

La classification se fait comme suit :

0. Tout mouvement s'effectue sans problème.
1. Le cheval se balance d'un pied sur l'autre ou soulève les pieds tour à tour. Il a des foulées raccourcies et raides au trot.
2. Sa démarche raide est visible même au pas. Il donne ses pieds sans difficulté.
3. Le cheval répugne à se déplacer et résiste lorsqu'on veut lui prendre un pied.
4. Le cheval refuse de bouger.

POURQUOI LE VÉTÉRINAIRE UTILISE-T-IL UNE PINCE À SONDER ? LE PROFESSIONNEL DES SOINS AUX SABOTS PEUT-IL AUSSI LE FAIRE ?

La pince à sonder permet d'évaluer la sensibilité du sabot en exerçant des pressions à des endroits bien précis. Le vétérinaire l'utilise au cours de son examen clinique. Si elle semble simple à manipuler, son utilisation demande cependant une certaine expérience ainsi que l'interprétation des réactions du cheval. Elle est donc un outil réservé aux mains d'un vétérinaire et pas à celles d'un professionnel des soins aux sabots.

DOIS-JE FAIRE FAIRE DES RADIOS ? MAIS OÙ, ET QU'EST-CE QUE ÇA COÛTE ?

Les radios sont utiles :

- Pour évaluer la sévérité de la fourbure et le stade de la maladie. Elles permettent par exemple de voir s'il y a bascule ou affaissement de l'os du pied ou une déformation en pointe de ski (voir p. 32).
- Pour voir les traces éventuelles d'une ancienne fourbure.
- Pour observer l'évolution du processus de guérison.

Leur coût peut considérablement varier d'une clinique à l'autre. Une radio coûte en moyenne quarante euros. Tiens compte du fait que le vétérinaire voudra sans doute en faire plusieurs : sous différents angles, en appui et sans appui. Les radios peuvent être faites en clinique ou bien sur place, là où se trouve ton cheval. En ce cas, des frais de déplacement s'ajoutent. Demande au préalable à combien vont se monter les coûts afin de ne pas avoir de mauvaise surprise.

QU'EST-CE QU'UNE IMAGE THERMOGRAPHIQUE ?

La thermographie permet de photographier les différentes températures émises par le corps du cheval. Grâce à cette technique nous pouvons visualiser des processus comme la circulation sanguine ou des inflammations. Réaliser une bonne image thermographique demande une grande expérience. Même un petit courant d'air froid peut avoir un gros impact sur le résultat de ce type d'imagerie. L'interprétation de l'image n'est pas non plus toujours facile. Ce qui est découvert n'est pas toujours important pour le diagnostic. L'imagerie thermique est un outil pratique et complémentaire pour poser un diagnostic mais il ne faut pas le surestimer.

QUELLE ANALYSE DE SANG LE VÉTÉRINAIRE VA-T-IL FAIRE ?

Faire une prise de sang peut se révéler utile lorsque les causes évidentes, comme le fait d'avoir avalé la réserve de granulés, ont pu être écartées. L'analyse va fournir des informations claires et factuelles sur :

- Les taux d'hormones et de glucides. Insuline, glucose, cortisol et ACTH sont mesurés pour constater ou exclure SME ou PPID.
- Les carences et/ou excédents en vitamines et minéraux. En ce qui concerne les minéraux, l'analyse de sang n'est pas la panacée, certaines carences ne peuvent pas être détectées de cette façon.
- Un dysfonctionnement hépatique ou rénal.
- L'hyperlipidémie (voir p. 38).
- La déshydratation.

Refaire une prise de sang quelques mois plus tard est une bonne idée. Le vétérinaire procèdera aux mêmes analyses dans les mêmes circonstances que la première fois. De cette façon il pourra comparer les résultats et voir s'il y a ou non une amélioration.

À QUOI CORRESPONDENT LES VALEURS DE RÉFÉRENCE OU VALEURS NORMALES ?

Pour les analyses de sang on utilise des valeurs de référence. Elles délimitent l'intervalle au sein duquel les résultats seront considérés comme acceptables ou normaux. C'est pourquoi on les appelle aussi valeurs normales. Les résultats de la plus grande partie des chevaux en bonne santé seront compris dans cet intervalle. Si certains résultats de la prise de sang sortent de cet intervalle (que ce soit en-dessous ou en-dessus), ils sont pour le vétérinaire une confirmation de ce qu'il suspecte à la suite de l'anamnèse et de l'examen clinique. Si ce n'est pas le cas et que ces résultats sont dans la norme, il poursuivra ses recherches. Si tous les résultats sont normaux ils infirmeront ses présomptions.

EST-CE QUE CELA PEUT ÊTRE AUTRE CHOSE ?

Certaines pathologies des pieds présentent des signes cliniques qui peuvent faire penser à une fourbure, surtout s'ils apparaissent sur les deux antérieurs en même temps :

- Le syndrome naviculaire
- Une bleime ou un abcès
- Une maladie avancée de la ligne blanche (voir p. 127).
- Un kératome (une excroissance anormale de la corne sur le bord interne de la paroi)
- Une inflammation de l'articulation du pied (arthrite)
- De l'arthrose
- Des kystes dans l'os du pied ou l'os naviculaire
- Une fracture de l'os du pied

Il y a également des maladies qui peuvent impacter les allures du cheval qui sera raide o répugnera à se déplacer, tout comme en cas de fourbure. Le tétanos, la rage, la myosite (maladie du lundi), une pneumonie ou une douleur au ventre (comme une douleur chronique ou une irritation du caecum).

TRAITEMENT

PEUT-ON GUÉRIR UN CHEVAL DE LA FOURBURE ?

Si tu te souviens bien, nous avons expliqué que la fourbure n'était pas vraiment une maladie en elle-même mais le signe que quelque chose n'allait pas quelque part dans l'organisme du cheval. Pour la guérir il faut donc, avant toute chose, identifier ce qui l'a provoquée à la base et voir si nous pouvons le soigner. C'est parfois très facile. Si, par exemple, ton cheval s'est échappé du pré pour aller se goinfrer de pommes dans le verger du voisin, l'énorme quantité de sucre absorbée à cette occasion va provoquer une fourbure. Il suffira de faire en sorte que cela ne puisse plus se produire. Dans d'autres cas, ce ne sera pas si simple. La pathologie sous-jacente peut être incurable, comme le PPID. Il te faudra alors donner des médicaments, adapter l'alimentation et traiter d'éventuelles complications comme des abcès.

Tu devras également organiser un programme de remise en état. Sa réussite dépend en grande partie de la gravité de la fourbure de départ. Les compétences de ton vétérinaire et de ton professionnel des soins aux sabots jouent un grand rôle, mais tout repose en priorité sur toi. Jusqu'à quel point es-tu prêt à introduire les améliorations nécessaires aux conditions de vie de ton cheval ? La plupart du temps, il faut modifier l'alimentation, l'hébergement, l'exercice. En as-tu le temps, l'argent et les moyens ?

En résumé, nous pouvons dire que se remettre entièrement d'une fourbure est une possibilité réelle pour ton cheval si tu interviens à temps, si la cause est identifiée et éliminée le plus vite possible, si les dégâts aux pieds ne sont pas trop importants, si les pieds sont correctement et régulièrement parés et si tu fais vraiment le nécessaire dans tous les domaines pour améliorer ses conditions de vie.

QUE DOIS-JE FAIRE SI JE PENSE QUE MON CHEVAL EST FOURBU ?

Avant toute chose : appeler le vétérinaire.
Ensuite :

- Sortir ton cheval du pré. Le mettre dans le paddock ou la carrière.
- Faire en sorte qu'il puisse se coucher confortablement.
- Refroidir les sabots et le bas des jambes (voir la question « Comment puis-je refroidir les sabots ? » à la page 62).
- Lui mettre de l'eau propre à disposition.
- Lui donner du foin grossier, de préférence ayant trempé au préalable dans de l'eau chaude (voir p. 64).
- Ne lui donner aucun aliment riche en sucre ou en amidon ; même pas une poignée de grains ou une demi-pomme.
- Lui mettre une pierre à lécher à disposition. Tu peux éventuellement lui donner chaque jour deux cuillères à soupe de sel iodé.
- Lui donner du magnésium pour augmenter la sensibilité à l'insuline (voir p. 75). S'il s'avère plus tard que ton cheval n'est pas résistant à l'insuline, le magnésium ne peut pas lui faire de mal sauf s'il a des problèmes rénaux.
- Appeler un professionnel des soins aux sabots pour qu'il pare bien les pieds et ôte d'abord les fers si nécessaire.
- Éviter le professionnel des soins aux sabots qui te conseille de ferrer, refuse de raccourcir la paroi, veut rehausser les talons ou te propose d'autres méthodes obsolètes.
- Fabriquer des semelles de secours (voir p. 62) ou utiliser des hippo-sandales.
- Demander à ton vétérinaire ce que tu peux donner contre la douleur.

MON CHEVAL DOIT-IL ALLER EN CLINIQUE ?

En fonction de la gravité de l'état de ton cheval, le vétérinaire peut vouloir le soigner en clinique. Les chevaux fourbus au point de ne plus pouvoir rester longtemps debout ou qui n'arrivent plus à se relever seront mieux en clinique que chez eux. Cela se produit surtout en cas de complications graves comme une perforation de la sole ou un désabotage. Chez un cheval avec de tels problèmes, le processus de guérison nécessite des soins et une surveillance intensifs impossibles à réaliser en dehors d'une clinique.

LE REPOS EN BOX EST-IL NÉCESSAIRE ?

Le repos en box n'est presque jamais une solution. Il peut même être à l'origine du problème. Ton cheval ne peut pas suffisamment bouger dans un box. L'irrigation des sabots se fait alors moins bien. Il s'y ajoute le stress et ses effets négatifs. En phase aiguë de fourbure, installe donc ton cheval dans un paddock ou une carrière. S'il n'y en a pas, il est possible d'en créer un provisoirement à l'aide de ruban électrifié. Si c'est absolument impossible, tu peux peut-être faire une sorte de stabulation en reliant plusieurs boxes.

Mais... ne le fais pas s'il va mal au point que tout mouvement entraîne pour lui de la douleur. Demande à ton vétérinaire ce qu'il conseille pour calmer la douleur. Demande conseil à ton professionnel des soins aux sabots pour le choix d'hipposandales. Il existe des hipposandales thérapeutiques spécialement conçues à cet effet. Nous en parlerons plus loin dans ce livre.

Il y a bien sûr des situations où le repos au box est plus important pour soigner un problème sous-jacent. Demande à ton vétérinaire comment faire pour réduire cette période au minimum.

MON CHEVAL RESTE COUCHÉ SI LONGTEMPS QU'IL A DES ESCARRES. QUE DOIS-JE FAIRE ?

Installe une litière bien épaisse. Ton cheval devra pouvoir se coucher de préférence sur 30 cm de paille ou de copeaux le tout recouvert d'une couche de sphaigne. L'endroit où il se couche doit rester très propre. Ôte tout de suite la litière souillée, l'urine et les crottins. Secoue bien la litière plusieurs fois par jour. La température ambiante doit être basse. Un cheval couché a du mal à évacuer sa chaleur, surtout lorsqu'il a de la fièvre. Moins il transpirera, moins il courra le risque d'avoir des escarres. Il faut que tu l'aides à changer de position toutes les 2 à 3 heures. Essaie qu'il soit le plus possible couché en vache. Si des escarres se forment quand même, nettoie-les et enduis-les de pommade grasse et non parfumée. Mais si tu en arrives à ce stade, demande à ton vétérinaire si ton cheval ne serait pas mieux en clinique.

QU'EST-CE QUE LA THÉRAPIE PAR LE FROID ?

Tu peux appliquer la thérapie par le froid dans le cadre des premiers secours. Elle freine le développement de la maladie en ralentissant le métabolisme des cellules des lamelles dermiques. Elle diminue également l'inflammation et la douleur.

COMMENT PUIS-JE REFROIDIR LES SABOTS ?

Refroidir à l'aide de douches, de compresses thermiques ou de gels réfrigérants ne fonctionne pas assez bien. Mets les pieds de ton cheval dans des seaux ou des bottes remplis d'eau glacée (avec des cubes de glace ou de la glace pilée sortis du congélateur). Plus le pied sera recouvert d'eau, mieux ce sera. Change l'eau quand elle s'est réchauffée ou bien rajoute régulièrement de la glace pour maintenir la température assez basse. Elle ne doit pas être inférieure à 2°C et la période de refroidissement doit être de 24 heures au minimum et 72 heures au maximum. Tu peux la faire durer plus de 72 heures en accord avec ton vétérinaire.

COMMENT FABRIQUER DES SEMELLES DE SECOURS ?

Pour protéger temporairement les sabots sensibles de ton cheval, tu peux facilement et rapidement lui fabriquer des semelles de secours avec un coussin pour genoux de jardin :

- Le sabot doit d'abord être bien propre et sec et de préférence, bien paré.
- Pose le pied sur un coussin de deux centimètres d'épaisseur.
- Trace le contour du sabot sur le coussin à l'aide d'un feutre.

- Coupe ou découpe-le.
- Prends le pied et appuie la semelle contre la sole du sabot. Utilise du ruban adhésif pour la fixer. Passe d'abord le ruban sous le pied et le coussin, d'un côté du sabot jusqu'à l'autre.
- Place ensuite une compresse de gaze sur les glomes pour les protéger de la colle du ruban adhésif. Et maintenant emballe le sabot et le coussin avec le ruban adhésif.

DOIS-JE STIMULER LA CIRCULATION SANGUINE DANS LES SABOTS ?

Si ton cheval est soudainement fourbu, tu ne dois pas stimuler la circulation dans le pied. Refroidir les sabots comme nous venons de le décrire va justement diminuer cette circulation. Au début de la phase aiguë, si tu ne sais pas encore vraiment ce qui l'a provoquée, il est possible que la fourbure vienne d'un excès d'enzymes dans le sang qui endommagent la membrane basale. Dès que le vétérinaire t'aura donné le feu vert, tu pourras commencer à stimuler la circulation sanguine. Elle apportera du sang riche en oxygène et en nutriments et évacuera le sang contenant l'oxyde de carbone et des déchets. C'est indispensable pour que les tissus internes du pied puissent se rétablir correctement et rapidement.

COMMENT DOIS-JE FAIRE ?

Le mouvement reste le meilleur moyen pour stimuler la circulation sanguine. Encourage doucement (!) ton cheval à bouger dès que le vétérinaire ou le professionnel des soins aux sabots te dit que cela est possible. Dans ce cadre, pense à lui mettre des hipposandales avec des semelles confortables et à le faire correctement parer au préalable.

Le vétérinaire peut prescrire des vasodilatateurs comme l'acépromazine ou la pentoxifylline. On dit de certaines plantes qu'elles stimulent la circulation sanguine. Comme e.a. l'ortie, l'achillée, le grateron et l'herbe de l'immortalité (jiaogulan). On peut également trouver des gouttes contenant des substances tirées de ces plantes et d'autres plantes et qui sont censées stimuler la circulation sanguine. La question est de savoir si cela fonctionne. Tu peux aussi masser la couronne avec un mélange de 100 ml d'huile de jujubier et dix gouttes d'huile de romarin. N'en attends pas des miracles mais les petits ruisseaux font les grandes rivières.

DOIS-JE TREMPER LE FOIN ? COMMENT FAIRE ?

Si tu n'as pas de foin pauvre (contenant moins de 10% d'hydrates de carbone), tu peux tremper et rincer ton foin. Cela permet d'en ôter en une heure à peine la moitié des sucres rapides et du fructane (les hydrates de carbone solubles à l'eau ou GSE, voir p. 40). Le rincer ensuite à l'eau fraîche en fait disparaître encore plus. L'eau chaude dilue les sucres deux fois plus vite que l'eau froide. Malheureusement, ces opérations font aussi perdre au foin d'importants minéraux et vitamines. Un trempage de 30 minutes constitue la durée idéale pour un bon équilibre entre la perte de GSE et la conservation de minéraux et vitamines. Il est conseillé de donner un supplément à large spectre (un « balancer », voir p. 98). Tu peux faire tremper le foin dans une grande bassine ou une brouette. Ne trempe pas plus de foin que le cheval ne puisse en manger en une journée. Le foin mouillé moisit facilement. Jette l'eau après le trempage.

LES CHEVAUX AIMENT-ILS LE FOIN MOUILLÉ ?

Au début, ton cheval risque de ne pas être enthousiaste mais il finira par le manger. Quand on a faim, on ne fait pas le difficile. S'il n'aime vraiment pas, mélange-le avec de la pulpe de betterave ou un peu de foin sec. Et diminue cet ajout peu à peu.

DOIS-JE AUSSI TREMPER LE FOIN EN HIVER ?

Tant que tu ne sais pas quelle quantité d'hydrates de carbone ton foin contient, il vaut mieux prendre tes précautions. Il a pu être récolté à un moment où l'herbe était très riche en glucides. Ces derniers se retrouvent maintenant dans le foin. C'est sans doute le cas s'il s'agit d'une première coupe.

EST-CE QUE JE PEUX AUSSI FAIRE TREMPER DU PRÉFANÉ OU DE LA PULPE DE BETTERAVE ?

Tu peux très bien faire tremper de la pulpe de betterave. Par contre, le préfané ne doit pas être trempé. Cela peut mettre en route une seconde fermentation, provoquant la multiplication de bactéries indésirables. Le préfané contenant moins de GSE que le foin, cela n'est de toute façon pas nécessaire.

COMMENT SAVOIR SI MON CHEVAL EST EN SURPOIDS ET À QUEL POINT ?

Un EEC élevé (voir p. 54) indique déjà que ton cheval est trop gros. On voit des amas de graisse, il a un chignon, une gouttière parfois profonde le long du dos, on n'arrive plus à lui sentir les côtes ni les hanches.

Mesurer permettant de savoir, il est utile de connaître le poids de son cheval. Un pont-bascule donnera bien sûr le meilleur résultat mais tu peux aussi utiliser la méthode suivante :

- Mesure la circonférence de sa cage thoracique juste derrière les antérieurs.
- Mesure la longueur du corps de la pointe de l'épaule à la pointe de la fesse.
- Son poids est égal à : ([circonférence thoracique x circonférence thoracique] x longueur du corps) divisé par 11 900
- Exemple :
  circonférence thoracique de 170 cm, longueur du corps de 210 cm
  ([170 X 170] X 210) / 11 900
  La formule laisse une marge d'erreur de 10%.
  Ce cheval pèse entre 459 et 561 kilos.

Calculer le poids avec un ruban de mesure est ce qu'il y a de moins précis. On observe en moyenne une marge d'erreur de 65 kilos. Le cheval peut donc peser 65 kilos de plus ou 65 kilos de moins.

Tu dois maintenant comparer son poids avec ce qui est considéré comme un poids normal pour sa race. Voici les normes de poids (en kilos) des races les plus courantes (à prendre avec prudence) :

- Falabella : 100 - 200
- Shetland : 150 - 250
- Welsh, Exmoor, New-Forest : 250 - 400
- Islandais : 300 - 450
- Arabe : 400 - 500
- Fjord, Haflinger : 450 - 600
- Selle français, KWPN, etc. : 500 - 700
- Frison, Irish : 500 - 800
- Trait : 700 et plus

COMMENT FAIRE PERDRE DU POIDS À MON CHEVAL ?

Donne-lui un fourrage grossier, riche en fibres et contenant le moins de GNS (les glucides non-structuraux, voir p. 40) possible. Prends des mesures pour restreindre sa consommation en herbe (voir la question « Comment faire pour que mon cheval ne mange pas trop d'herbe ? » à la page 103). Comme cela est souvent compliqué, il vaut peut-être mieux supprimer l'herbe. Surtout en cas de SME ou PPID. Ne donne que du foin.

En ce qui concerne la quantité de foin à distribuer dans le cadre d'un régime, on conseille de donner 1,5% du poids que ton cheval doit atteindre. Fais cela pendant un mois. Passe ensuite à 1%. Si ton cheval doit peser 500 kilos, tu dois donc commencer par lui donner 7,5 kilos de foin par jour pendant un mois, puis 5 kilos.

Fais-lui faire plus d'exercice. C'est tellement important que tu dois demander à quelqu'un de s'en charger si tu n'y arrives pas toi-même. Même si le cheval ne perd pas de poids, le mouvement va améliorer sa sensibilité à l'insuline. Ne pousse ton cheval à bouger que s'il en est capable. Il doit aussi être bien paré et porter de préférence des hipposandales munies de semelles confortables.

Tout cela a l'air d'être très facile. Mais en pratique, c'est loin d'être le cas. Faire perdre du poids à un cheval demande des efforts et du temps. Et si ton cheval doit beaucoup perdre, il est judicieux de demander l'aide d'un nutritionniste. Celui-ci pourra te donner tous les détails sur le poids idéal pour ton cheval, l'équilibre de son apport énergétique, les compléments alimentaires éventuellement utiles et les types de foin qui lui conviennent ou non.

COMMENT FAIRE BOUGER MON CHEVAL DE FAÇON RAISONNABLE ?

Tu peux prudemment :

- Le promener en main
- Faire avec lui du travail à pied ou des jeux
- Lui offrir l'occasion d'interactions sociales avec d'autres chevaux
- Disposer le foin, le point d'eau et la pierre à lécher à bonne distance les uns des autres
- Avec du ruban de clôture, créer un parcours dans le pré ou la carrière ou même installer un « paddock paradise » (voir p. 113)

UN PANIER DE RÉGIME, QU'EST-CE QUE C'EST ?

Un panier de régime est une sorte de muselière que l'on fixe au licol. Il permet d'éviter que ton cheval broute l'herbe jusqu'à la racine. C'est pratique car la partie du brin d'herbe se trouvant près du sol est celle qui contient le plus de GNS. Et puis, avec un panier, le cheval va manger moins vite. La nourriture arrive plus lentement et plus régulièrement dans le tractus digestif. La digestion se passe donc mieux et plus tranquillement. Il y a alors moins de pics de glycémie et moins de glucides non digérés passant de l'intestin grêle au gros intestin. Cela permet en outre à ton cheval de rester plus longtemps au pré et de bouger plus.

EXISTE-T-IL DES MÉDICAMENTS POUR SOIGNER LA FOURBURE ?

C'est un peu bête à dire mais il n'y en pas car la fourbure n'est pas une maladie (voir la question « La fourbure est-elle une maladie du sabot ? » à la page 20). Mais le vétérinaire peut utiliser tout un arsenal de médicaments pour soigner les problèmes sous-jacents, freiner l'évolution de la fourbure ou traiter ses complications. En parler en détail sort du cadre de ce livre. Si tu veux en savoir plus, il faut lire le livre « La fourbure : comprendre, guérir, prévenir ». Nous n'aborderons ici que quelques-uns de ces médicaments.

LES ANALGÉSIQUES ET LES ANTI-INFLAMMATOIRES

La plupart des analgésiques sont aussi des anti-inflammatoires. Ce sont des AINS (anti-inflammatoires non stéroïdiens). Un des plus connus est le phénylbutazone (« bute »). L'inflammation que le vétérinaire veut soigner est celle des lamelles dermiques.

LES ANTICOAGULANTS

Le vétérinaire peut prescrire des anticoagulants pour dissoudre les caillots sanguins. Ces caillots peuvent être la conséquence de problèmes digestifs (voir p. 34), de changements soudains de l'alimentation ou de toxines dans le sang (voir p. 37). Il peut aussi y avoir des caillots à cause de capillaires endommagés. On utilise très souvent l'héparine.

LES VASODILATATEURS

Ils servent à dilater les vaisseaux de façon à ce que les cellules sanguines s'agglomèrent moins facilement. L'objectif est de diminuer la formation de caillots. Par ailleurs, certains de ces médicaments font légèrement baisser la tension artérielle. On ne sait pas si cet effet se fait sentir au niveau des lamelles dermiques. Pour que cela ait des chances de marcher, il faudrait l'injecter directement dans les veines.

LES ANTIDIABÉTIQUES

Des substances utilisées en médecine humaine pour le traitement du diabète de type 2, sont connues pour avoir un effet sur les chevaux résistants à l'insuline. La metformine est la plus utilisée. Nous en parlerons plus loin.

LES AGONISTES DE LA DOPAMINE

Lorsqu'il y a PPID, les neurones produisant la dopamine ne fonctionnent plus correctement. Les agonistes à la dopamine se lient aux récepteurs dopaminergiques de l'hypophyse lorsqu'il y a manque de dopamine à la suite de ce mauvais fonctionnement. Les récepteurs font alors de nouveau leur travail. Le vétérinaire essaie ainsi de limiter la production d'ACTH par l'hypophyse (voir page 36 sous « Le PPID »). Les chevaux qui ne sont pas atteints de PPID depuis trop longtemps peuvent se sentir mieux avec l'agoniste à la dopamine : pergolide (commercialisé sous le nom de Prascend™). Ce médicament ne peut pas guérir la maladie mais il peut la ralentir et parfois la suspendre.

LES ANALGÉSIQUES SONT-ILS TOUJOURS UNE BONNE IDÉE ?

Les analgésiques étouffent la douleur causée par l'inflammation. C'est un inconvénient. Ton cheval va pouvoir bouger plus ou différemment de ce qui serait bon pour lui. La connexion lamellaire est déjà endommagée et son état peut empirer à cause de la surcharge sur les sabots. Ces médicaments sont souvent mauvais pour l'appareil digestif. Ton cheval peut notamment avoir mal à l'estomac. Il existe une nouvelle génération d'AINS causant moins d'effets secondaires (la suxibuzone et le firocoxib).

D'un autre côté, la douleur stimule la production des hormones adrénaline, noradrénaline et dopamine. Cela provoque une augmentation indésirable de la glycémie et une vasoconstriction. Et grâce aux analgésiques, ton cheval sera plus rapidement capable de se déplacer prudemment. Ce qui est positif pour la circulation sanguine.

Il te faudra sans cesse choisir entre ce qui est « humain » et ce qui est « bien » pour ton cheval. Et ne surestime pas non plus l'effet antidouleur de ce type de médicament. Faire la part des choses est difficile, mais tu risques de ne pas pouvoir y échapper. Les analgésiques ne sont pas bons ou mauvais par définition. Le principe de base devrait être le suivant : ne pas les utiliser, sauf si cela gêne la guérison. Parles-en bien avec ton vétérinaire.

LES ANTI-INFLAMMATOIRES SONT-ILS NÉCESSAIRES ?

Dans les cas de fourbures liées à un problème hormonal ou de fourbures traumatiques, les inflammations n'interviennent quasiment pas. Dans certains cas il y a inflammation des lamelles dermiques si elles sont endommagées. Les anti-inflammatoires sont alors là pour combattre les signes cliniques. Ce qui n'est pas mauvais en soi. Car l'exsudat inflammatoire provoque un œdème qui contribue à la rupture de la connexion lamellaire. En outre, une inflammation entraîne la formation de caillots. Dans les cas de fourbures liées à un SRIS (voir p. 24), il y a une réaction inflammatoire généralisée. Les anti-inflammatoires tiennent donc une place plus importante dans le traitement.

DOIS-JE DONNER DES PROTECTEURS GASTRIQUES ?

Un des possibles effets secondaires des AINS de première génération est l'ulcère à l'estomac. Tu peux essayer de l'éviter en donnant un médicament qui protège la paroi de l'estomac. Cela est recommandé lorsque l'on administre de la phénylbutazone, de la flunixine et du kétoprofène. Il existe aussi sur le marché des AINS provoquant moins d'effets secondaires, et moins de problèmes gastriques. Il s'agit des médicaments cités plus haut, la suxibuzone et le firocoxib.

LES ANTICOAGULANTS SONT-ILS NÉCESSAIRES ?

Si tu postes sur Facebook que ton cheval est fourbu, tu vas recevoir des tas de conseils. Les anticoagulants sont souvent recommandés, entre autres remèdes. L'héparine et l'aspirine, les branches de saule et le curcuma, si tu n'aimes pas trop les cachets et les poudres. C'est étonnant, vu que pour une fourbure liée à un problème hormonal, il n'y a pas à la base de problème de coagulation. Il y a bien des caillots, mais ceux-ci sont une réaction aux dommages tissulaires. Étant donné qu'il s'agit de la forme de fourbure la plus courante (80% des cas), penses-tu qu'il faille tout de suite faire appel aux anticoagulants ? Car ils présentent des inconvénients. En cas de fourbure chronique, l'os du pied exerce une pression sur la sole. Ce qui peut endommager les vaisseaux. Si tu utilises des anticoagulants, il va y avoir des hématomes.

En cas de fourbure liée au SRIS, les caillots sont bien une des causes (voir p. 24). Si l'on utilise des anticoagulants à un stade précoce, on peut limiter les dommages futurs. En ce qui concerne la fourbure traumatique, on ne sait toujours pas quel rôle jouent les caillots. Sans connaître la cause, et par là même le type de fourbure, il est impossible de savoir à priori s'il faut utiliser l'un de ces remèdes. Les conseils donnés sur Facebook sont bien intentionnés mais la seule personne pouvant décider s'il faut utiliser ou non des anticoagulants, est le vétérinaire.

Encore un mot : les anticoagulants sont souvent appelés fluidifiants du sang. Comme ils freinent la vitesse de coagulation, une blessure superficielle va en effet saigner plus longtemps. Cela donne l'impression d'un sang qui serait plus fluide. Mais ce n'est pas le cas.

POURQUOI LE VÉTÉRINAIRE PRESCRIT-IL DE L'ASPIRINE ?

L'aspirine est un anticoagulant. Elle a un effet de courte durée car l'organisme du cheval l'assimile mal et la dégrade rapidement. Elle est également utilisée comme anti-inflammatoire, alors que son effet en ce domaine est le plus faible de tous les AINS. Pour diminuer la fièvre ou la douleur, il existe de bien meilleurs médicaments que l'aspirine. S'il y a bascule ou affaissement de l'os du pied il ne faut pas utiliser d'aspirine. Répétons-le pour plus de sûreté : le rebord aigu de l'os du pied peut endommager les vaisseaux du derme solaire. L'effet anticoagulant de l'aspirine peut alors provoquer de gros hématomes.

UN CHEVAL PEUT-IL PRENDRE DU PARACÉTAMOL ?

Les chercheurs pensent aujourd'hui que l'on peut utiliser le paracétamol chez le cheval pour réduire fièvre et douleur. Comme peu d'études scientifiques ont été réalisées sur le sujet, il se peut que ton vétérinaire ne l'utilise pas encore, ou qu'il reste encore très prudent sur son utilisation. Un surdose peut endommager le foie. Les chevaux ayant une moins bonne fonction hépatique ne devraient jamais être soignés avec du paracétamol.

QUELS SONT LES EFFETS SECONDAIRES DU PERGOLIDE ?

Le pergolide (ou Prascend™, voir page 69 sous « Les agonistes de la dopamine ») est difficile à doser précisément. Une surdose peut facilement se produire. Environ un cheval sur dix va perdre l'appétit ou montrer des signes de dépression lorsque l'on commence avec la dose recommandée. C'est ce que l'on appelle le « voile du pergolide ». Le mieux est de stopper son administration pendant quelques jours, et de recommencer en donnant une dose plus faible. Puis de l'augmenter peu à peu. Ne fais cela qu'en accord avec ton vétérinaire. La diarrhée, la colique et l'agressivité sont aussi des effets secondaires connus.

EXISTE-T-IL DES ALTERNATIVES PHYTOTHÉRAPEUTIQUES AU PERGOLIDE ?

On parle beaucoup du gattilier en tant que plante pour traiter le PPID. Les études scientifiques se contredisent en ce qui concerne son effet. Certaines ont montré que cette plante avait des effets positifs sur le poil, la transpiration, et diminuait l'envie de boire et d'uriner. On signale aussi une diminution de l'adiposité (voir p. 40). D'autres études montrent par contre que ces effets positifs n'existent pas. Certains propriétaires sont ravis, d'autres ne constatent aucun résultat. On ne saura jamais qui a tort ou qui a raison mais une chose est sûre, le gattilier ne diminuera pas le taux sanguin d'ACTH.
Il n'a pas non plus été prouvé qu'il réduisait les risques de fourbure.
Le gattilier n'est donc pas une alternative sérieuse au pergolide.

MON VÉTÉRINAIRE PARLE DE METFORMINE, QU'EST-CE QUE C'EST ?

Ce médicament inhibe e.a. l'absorption du glucose dans l'intestin grêle ce qui diminue le niveau de la glycémie. C'est bien pour les chevaux qui ont des problèmes hormonaux. Le problème est que ce glucose va passer dans le gros intestin. On ne sait pas encore exactement ce que cela peut provoquer. Il peut y avoir une acidification de ce milieu avec destruction bactérienne comme décrit à la page 34 sous « Problèmes digestifs ». Si ton cheval a une fourbure liée au SRIS, son état va aller de mal en pis. Heureusement, les vétérinaires sont très réservés concernant l'utilisation de metformine. Ils insisteront plutôt sur l'importance de la perte de poids, de l'adaptation du régime alimentaire et de l'exercice.

MON CHEVAL DOIT ÊTRE PLÂTRÉ. QU'EST-CE QUE CELA VEUT DIRE ?

En phase aiguë ou dans le cas d'un affaissement de l'os du pied, le sabot pourra être emballé dans des bandes de plâtre ou de matériel synthétique. L'objectif du vétérinaire ou du professionnel des soins aux sabots est d'améliorer la distribution des forces dans le sabot, de diminuer la sensibilité ou d'éviter une bascule plus importante de l'os du pied. Il va parfois ajouter un matériau de soutien sous le sabot afin de le protéger encore mieux.

Cette fixation doit être réalisée par une personne qui en a une grande expérience car elle présente pas mal d'inconvénients. Le mécanisme du pied est entravé. Un plâtre mal posé peut entraver la circulation sanguine. Certains des matériaux utilisés ne sont pas perméables à l'air ce qui peut provoquer des infections fongiques. Il y a un risque d'infection cutanée.

QU'EST-CE QUE LA SECTION D'UN TENDON ?

Pour une section de tendon (aussi appelée ténotomie), le chirurgien vétérinaire va couper le tendon fléchisseur profond du doigt. Cette procédure vise à supprimer la traction du tendon pour stopper la bascule de l'os du pied.

Ce qui est dommage, c'est que la traction du tendon fléchisseur profond du doigt n'est pas la cause du problème. La bascule est principalement causée par le fait que la connexion lamellaire et le tendon extenseur n'arrivent pas à opposer une force contraire suffisante à celle exercée par celle du poids du cheval.

Cette méthode est habituellement appliquée à un stade très avancé de la fourbure dans l'unique objectif de prolonger encore la vie du cheval. Lorsque l'on en connaît les nombreuses complications, on peut se demander si cela en vaut la peine. Œdème, douleur, ostéomyélite, prolifération de tissu conjonctif, arthrose, déformation de l'articulation, et contraction permanente du tendon peuvent survenir. Cela implique des soins intensifs sur le long terme.

QU'EST-CE QU'UNE RÉSECTION ?

Une résection consiste à enlever une partie de la paroi. Le professionnel des soins aux sabots d'une clinique le fait tout d'abord pour soulager la pression et améliorer la circulation sanguine. Il veut que la pousse du sabot se déroule mieux. Mais cela ne doit avoir lieu que si le vétérinaire ou le professionnel des soins aux sabots ne voient pas d'autres possibilités. Les risques d'inflammation, d'abcès ou de prolifération du tissu de granulation sont très présents. Il peut également y avoir trop de pression sur le reste de la paroi. Si la connexion lamellaire est mauvaise sur tout le sabot, tu ne fais que déplacer le problème. Le risque de bascule ou d'affaissement de l'os du pied augmente. Pour ôter la pression et améliorer la circulation sanguine, il suffit dans la plupart des cas de bien biseauter la pince et d'utiliser des hipposandales.

DOIS-JE DONNER DES COMPLÉMENTS ?

Pour soutenir le processus de guérison ou prévenir une rechute, il est parfois utile de donner des compléments alimentaires. L'offre est énorme. L'utilité et la nécessité de quelques-uns sont discutables . En ce qui concerne certains d'entre eux, il se pourrait qu'ils produisent l'effet contraire à celui recherché. Les compléments qui stimulent la pousse de la corne ne sont pas importants dans les premières phases de la fourbure.

Avant de commencer à donner des compléments, il faut que tu saches si ton cheval manque de vitamines et de minéraux et identifier lesquels. Une prise de sang peut donner des indications mais n'est pas toujours fiable à 100%. Analyser l'alimentation peut apporter d'importantes informations complémentaires. Si tu sais ce qui manque à ton cheval dans son alimentation, tu sais avec quoi il faut le complémenter. Tu peux aussi prendre les valeurs moyennes du fourrage comme point de départ, mais c'est moins précis. Avec les minéraux, la marge est large et tu ne risques pas trop vite de surdoser.

Mais il faut que tu saches que l'excès de certaines vitamines ou minéraux peut être tout aussi nocif qu'une carence. Ne donne donc pas de compléments sans être sûr que ton cheval en a vraiment besoin. Ne joue pas à l'apprenti-sorcier avec les compléments mais fais appel aux connaissances, à l'opinion et à l'expérience de ton vétérinaire ou de ton nutritionniste.

DOIS-JE DONNER DU MAGNÉSIUM ?

Le magnésium augmente la sensibilité des cellules à l'insuline. Du moins, c'est ce que nous supposons. Car cela a été démontré chez les humains et les rats mais pas encore chez les chevaux. Il y a même une étude qui montrerait que ce n'est pas le cas. Cependant, vu la quantité de résultats positifs dans la pratique (voir « Le traitement X marche très bien chez mon cheval » à la page 86) on peut conclure que donner du magnésium à un cheval fourbu est une bonne idée. Mais bien sûr, seulement si le cheval est réellement résistant à l'insuline.

Dans le cadre des premiers gestes à effectuer, tu peux donner du magnésium même si tu ne connais pas encore la cause de la fourbure. S'il s'avère plus tard que ton cheval n'est pas résistant à l'insuline, le magnésium ne peut pas lui faire de mal sauf s'il a des problèmes rénaux. Si on s'aperçoit qu'il s'agit d'une fourbure liée au SRIS ou une fourbure traumatique, tu peux arrêter d'en donner.

QUEL TYPE DE MAGNÉSIUM DOIS-JE DONNER ?

Il existe différents sels de magnésium. Le magnésium chélaté et le citrate de magnésium sont les mieux assimilés par l'organisme du cheval. L'oxyde de magnésium est très bon marché mais il est mal assimilé et a un effet laxatif. Les autres sels contiennent très peu de magnésium, sont très mal assimilés et peuvent entraîner des dommages neurologiques.

DOIS-JE DONNER DU CUIVRE, DU ZINC OU DU MANGANÈSE ?

Les proportions idéales entre fer, cuivre, zinc et manganèse sont de 4:1:3:3. Si cet équilibre est rompu, cela se répercute sur la santé des sabots de ton cheval. Il y aura par exemple une fourbure inexpliquée, des abcès à répétition, une pourriture de la fourchette ou une sole trop fine. Ne commence pas à donner ces minéraux à l'aveuglette. Si tu donnes trop de l'un d'entre eux, tu vas créer des déséquilibres encore plus importants et tout va aller de mal en pis. Demande les conseils d'un nutritionniste.

LE COMPLÉMENT X, QU'EST-CE QUE C'EST ?

L'offre en compléments alimentaires divers et en formules de vitamines et minéraux censées combler des carences est aujourd'hui énorme. Ils doivent rééquilibrer l'apport alimentaire ou ont pour objectif d'augmenter la sensibilité à l'insuline, de diminuer la glycémie, de combattre l'inflammation ou d'améliorer la circulation sanguine. Les ingrédients que l'on retrouve le plus fréquemment dans ces produits sont :

- Des minéraux : magnésium, cuivre, zinc, manganèse, soufre, sélénium
- Des vitamines : A, B (surtout B1) D, E et H/biotine
- Des acides aminés et acides gras : méthionine et lysine et oméga-3
- Des herbes : harpagophytum, fenugrec, ginkgo biloba, ail, curcuma, jiaogulan, cynorhodon

Sur toutes ces substances et plantes il existe des données qui prouvent ou présument qu'elles peuvent être bénéfiques pour un cheval déjà fourbu ou risquant de l'être (SME ou PPID). Mais on ne dit pas si elles sont efficaces dans cette formulation, dose ou mode d'administration. On se base surtout sur des preuves anecdotiques (les témoignages d'utilisateurs satisfaits). Impossible de dire à première vue si le pot ou le sachet que tu veux acheter va pouvoir aider ton cheval. Tout dépend e.a. du type de fourbure de ton cheval et de ses causes sous-jacentes. En général, tu peux les essayer en toute tranquillité. Si tu as des doutes, demande les conseils d'un nutritionniste, de ton vétérinaire ou d'un phytothérapeute.

Quelques conseils : vérifie que ces produits ne contiennent pas de sucre. N'oublie pas non plus qu'il n'existe pas de remède miracle capable de guérir la fourbure ou le problème sous-jacent. Et ne te laisse pas aveugler par des mots comme « naturel », « à base de plantes », « équilibré » et « complet ».

EST-CE QUE JE PEUX AIDER À LA GUÉRISON AVEC DES PLANTES ?

Ce qui a été dit en réponse à la question précédente s'applique aussi aux plantes. Certaines plantes comme le gingembre peuvent être vasodilatatrices et avoir un effet analgésique. Quelques plantes ont un effet positif sur la sensibilité à l'insuline et le taux de glycémie. Le psyllium est l'une d'entre elles. Le houblon contient une substance qui pourrait aider à combattre une multiplication bactérienne dans le gros intestin. Bien pratique chez un cheval souffrant d'une fourbure liée au SRIS. Mais les plantes ne sont pas plus inoffensives que les remèdes chimiques. On peut produire un antibiotique en laboratoire ou l'extraire d'une plante, mais il reste que l'on administre un antibiotique. Doser est également plus difficile en phytothérapie. On ne sait jamais avec certitude quelle quantité de substance active contient la plante. Une plante contient également d'autres substances que tu vas administrer sans le vouloir. Il peut aussi se produire une interaction avec les médicaments que prend ton cheval. N'administre donc pas de plantes et d'herbes médicinales à l'aveuglette mais demande à ton vétérinaire ou à un phytothérapeute de te conseiller.

DOIS-JE DONNER DE LA BIOTINE ?

On donne souvent de la biotine pour améliorer la pousse de la corne. Pourtant une pousse plus rapide n'est pas importante en cas de fourbure, et les chevaux produisent eux-mêmes de la biotine dans leurs intestins et la tirent de l'herbe. Tu vas être prudent avec l'herbe pour ton cheval fourbu, mais il est peu probable que cela entraîne directement une carence en biotine. Alors pour le moment, laisse la biotine dans les rayons du magasin.

LES ACIDES GRAS OMÉGA, QU'EST-CE QUE C'EST ET DOIS-JE EN DONNER ?

Les acides gras oméga-3 réduisent la formation de caillots et diminuent la résistance à l'insuline. Ils font légèrement baisser la tension artérielle. La quantité d'enzymes pouvant détruire les protéines de la membrane basale va alors diminuer ce qui est positif lors de fourbure liée au SRIS. Ils vont même freiner la production de ces enzymes et, en même temps, réduire la vasoconstriction, ce qui améliore la circulation sanguine. C'est un effet contraire.

L'herbe verte apporte des oméga-3 au cheval. En hiver ou lorsque tu laisses moins ton cheval à l'herbe, la graine de lin est une bonne source d'acides gras oméga-3. En général, un complément n'est pas nécessaire.

LES BRANCHES DE SAULE SONT-ELLES BONNES ?

Les branches de saule contiennent de la salicine. C'est la même substance que l'on trouve dans l'aspirine. Les propriétaires donnent des branches de saule à leurs chevaux car elles ont un effet anticoagulant, anti-inflammatoire, diminuent la fièvre et la douleur. En tête des inconvénients décrits à la page 71, se trouve le fait que tu ne sais pas quelle quantité de salicine se trouve dans les branches, ni quelle quantité en absorbe ton cheval.

La salicine est mauvaise pour l'estomac. N'oublie pas que dans plus de 80% des cas de fourbure, les troubles de coagulation ne jouent pas un rôle important. Tu peux donner des branches de saule, mais n'en attends pas des miracles. Surveille pour voir quelle quantité ton cheval en grignote et ne les donne pas si ton cheval a une bascule ou un affaissement de l'os du pied.

L'HARPAGOPHYTUM QU'EST-CE QUE C'EST ?

L'harpagophytum est une alternative phytothérapeutique aux AINS.On ne connaît pas encore les conséquences pour l'estomac d'une utilisation prolongée. Il ne faut pas donner d'harpagophytum à une jument en gestation car cela peut provoquer une fausse-couche.

LES PROBIOTIQUES SERVENT-ILS À QUELQUE CHOSE ?

Donner des probiotiques revient à ajouter artificiellement et par voie orale des bactéries au système digestif. Tu peux le faire pour améliorer le taux d'acidité et la flore des intestins. Il faut ajouter que bien que les résultats obtenus en éprouvettes soient prometteurs, leurs avantages pour la santé de chevaux vivants reste encore à prouver. On se demande par exemple si ces bactéries arrivent réellement jusqu'aux intestins sans être détruites en cours de route. Les probiotiques n'ont quasiment pas d'effets secondaires, sont faciles à donner et ne coûtent pas grand-chose. C'est en partie pourquoi on les utilise de plus en plus souvent dans les cas de fourbures liées à un SRIS. Pour les autres formes de fourbure, ils n'ont aucun intérêt.

LE VINAIGRE DE CIDRE SERAIT BON POUR MON CHEVAL RÉSISTANT À L'INSULINE. EST-CE VRAI ?

Des études ont été menées sur la relation entre le vinaigre de cidre et la glycémie. Elles ont été faites sur de trop petits groupes de chevaux et leurs conclusions diffèrent énormément. Une étude faite sur les rats a montré que le vinaigre de cidre diminuait le taux moyen de glycémie. Mais les rats ne sont pas des chevaux. D'autres études se concentraient sur la baisse de glycémie après un repas. Leurs résultats ne nous apportent pas grand-chose puisque les chevaux ne doivent pas manger en repas. Par ailleurs, le vinaigre augmente l'acidité des intestins, donc l'acidose. C'est ce que nous voulons éviter. Utilise le vinaigre de cidre pour assaisonner ta salade mais ne le donne pas à ton cheval.

ON DIRAIT QUE TOUT LE MONDE UTILISE DE L'HUILE CBD. EST-CE QUE CELA SERAIT BIEN POUR MON CHEVAL ?

Le cannabidiol (CBD) est une substance obtenue à partir du cannabis. Le CBD est de plus en plus utilisé thérapeutiquement en médecine humaine. Les propriétaires de chevaux l'utilisent maintenant aussi pour leur cheval fourbu car il a un effet analgésique et anti-inflammatoire. Ils disent pouvoir diminuer ainsi l'utilisation de AINS.

Les avantages du CBD pour le traitement du SME seraient une diminution de l'inflammation, une réduction de la résistance à l'insuline et une meilleure glycémie. Mais : chez les humains et les animaux de laboratoire... Ces effets n'ont pas encore été démontrés chez les chevaux.

En général, les humains supportent bien le CBD. Les effets secondaires possibles sont de la diarrhée, des maux de ventre et une diminution de l'appétit. On ne sait pas s'il en va de même pour les chevaux. Le CBD peut également avoir une interaction avec les médicaments. Si tu veux utiliser de l'huile CBD, dis-le à ton vétérinaire.

LE DRAINAGE LYMPHATIQUE MANUEL, QU'EST-CE QUE C'EST ?

Le système lymphatique absorbe le liquide tissulaire et le renvoie dans le système circulatoire. Il joue un rôle important dans le système immunitaire et dans l'évacuation des toxines. Le drainage lymphatique manuel (DLM) est une technique de massage doux qui stimule le système lymphatique. Les études montrent qu'un DLM en phase aiguë de fourbure peut accélérer la guérison et diminuer les dommages tissulaires dans le sabot. Ce, grâce à l'évacuation plus rapide des substances impliquées dans le processus inflammatoire. Les substances diminuant la sensibilité à l'insuline sont évacuées elles aussi plus rapidement. C'est très positif pour les chevaux avec un SME. Autre bonne nouvelle pour ces derniers, le DLM améliore le métabolisme du glucose. Le drainage lymphatique manuel fait baisser la tension artérielle et diminue l'accumulation de liquide tissulaire (œdème), ce qui permet de réduire la pression dans la boîte cornée. La circulation sanguine s'améliore et la douleur diminue.

L'ACUPUNCTURE AIDE-T-ELLE ?

L'acupuncture consiste à piquer de fines aiguilles dans certains points du corps afin de rétablir la circulation de l'énergie le long de trajets appelés méridiens. Elle renforcerait les effets positifs d'un traitement conventionnel et en limiterait les effets secondaires. Cela grâce e.a. à la libération d'une substance analgésique: l'endorphine. Elle permettrait également d'améliorer la circulation sanguine et de diminuer l'œdème. Que cela fonctionne ou non ne change rien au fait que l'existence des méridiens, ou de l'énergie supposée y circuler n'a pu être établie chez les chevaux. Il est également intéressant de savoir que chez les humains des études ont montré qu'une élévation de la sécrétion d'endorphine ne dépendait pas de l'endroit du corps où l'on plaçait l'aiguille. L'action sur les méridiens n'apportait pas de meilleurs résultats. Les chercheurs pensent que le pic d'endorphine est une réaction à la douleur provoquée par l'aiguille.

La revue scientifique « Journal of Veterinary Internal Medicine » a fini en 2006 par conclure qu'il n'existait pas de preuve convaincante pouvant mener à conseiller ou déconseiller l'acupuncture pour les animaux domestiques. Après nombre d'études il n'y a donc toujours pas de preuve concluante, sur l'efficacité ou l'inefficacité de l'acupuncture. Tu peux l'envisager en tant que thérapie complémentaire. Si tu l'utilises à la place d'un traitement conventionnel, tu risques que ton cheval ne soit pas soigné comme il faut.

LA BIORÉSONANCE AIDE-T-ELLE ?

La biorésonance est une théorie pseudo-scientifique s'appuyant sur des hypothèses non fondées allant à l'encontre de toutes nos connaissances en biologie et en physiologie. Quelques études modestes et techniquement peu crédibles montrent qu'il y aurait quelque effet. Lorsque ces mêmes études sont de nouveau correctement effectuées du point de vue méthodologique, cet effet n'est plus démontré. Voir des appareils censés mesurer et influencer les vibrations et l'électromagnétisme des organes fait sensation. La possibilité qu'ils puissent aider ton cheval est minimale. Au contraire, ils risquent d'empirer la situation. Notamment lorsque la biorésonance est utilisée pour poser un diagnostic. Imagine que le résultat soit : « votre cheval ne présente pas de résistance à l'insuline », alors que c'est pourtant le cas. Le risque est alors que ton cheval ne reçoive pas le traitement dont il a besoin. Et si les « mesures » indiquent à tort que ton cheval a un problème, tu risques d'entamer un traitement inutile. .

ET L'HOMÉOPATHIE ?

L'homéopathie utilise des substances extrêmement diluées pour soigner ce que ces mêmes substances provoqueraient si elles étaient données non diluées. Les dilutions sont parfois si élevées que l'on ne trouve plus trace de la substance dans ce que l'on nomme en homéopathie le remède. Les théories expliquant le fonctionnement de ce remède s'appuient sur une sorte de mémoire de l'eau qui n'a jamais pu être démontrée.

Il n'existe aucune preuve scientifique convaincante sur l'action de l'homéopathie. Il y a des études montrant que l'homéopathie est efficace pour certains troubles chez les humains ; et d'autres études montrant qu'elle est totalement inefficace. En ce qui concerne les animaux, les études sont rares et les résultats peu concluants. Un des grands problèmes est que le système standard d'étude scientifique randomisée, en double aveugle et avec un groupe de contrôle est impossible à appliquer à l'homéopathie. En effet, un homéopathe soigne l'individu et pas la maladie. On tient compte du passé médical du patient. Il n'y a pas deux cas qui soient semblables. Il est donc impossible de répartir les individus traités dans des groupes spécifiques (ceux qui sont traités, ceux qui reçoivent un placebo et ceux du groupe contrôle qui ne reçoivent rien). Les chevaux ayant souvent eu des propriétaires différents, il n'est pas toujours possible de retrouver leur passé médical.

Si cela ne te gêne pas que personne ne puisse t'expliquer comment fonctionne un traitement, tu peux essayer l'homéopathie. Elle est sans danger et n'a pas d'effets secondaires. Par contre, remplacer par l'homéopathie une thérapie établie est une moins bonne idée. Ne perds pas de vue la réalité. Si ton cheval a une forte résistance à l'insuline, tu ne pourras pas t'appuyer sur l'homéopathie pour le soigner mais tu devras vraiment adapter son alimentation et le faire travailler physiquement.

PUIS-JE UTILISER DES GUÊTRES MAGNÉTIQUES POUR AMÉLIORER LA CIRCULATION SANGUINE ?

Si tu mets une solution salée très concentrée dans un tube à paroi fine, tu peux la faire bouger à l'aide d'un aimant puissant. Mais de là à en conclure qu'il va se passer la même chose avec le sang dans un vaisseau sanguin flexible en utilisant un aimant de faible puissance, c'est aller un peu loin. Heureusement, dans cet exemple, le chercheur ne l'a pas fait non plus. Les fabricants de guêtres magnétiques n'y ont pas regardé de si près et affirment que leur produit va augmenter la circulation sanguine de façon spectaculaire. Si un aimant pouvait stimuler ainsi la circulation sanguine, la peau devrait devenir rouge et chaude sous l'aimant. C'est difficile à constater avec un sabot mais sur la main d'une personne, ce n'est pas le cas. Et le champ magnétique d'une IRM qui est mille fois plus puissant ne risquerait-il pas alors de te faire exploser? Heureusement, ce n'est pas le cas. Il existe une multitude de publications montrant que les aimants n'ont aucune influence positive sur la circulation sanguine. Il n'existe pas non plus, ou peu, de preuves scientifiques d'effets positifs tels que l'élimination des toxines, la diminution des inflammations ou de la douleur et la remise en état des tissus endommagés comme le disent les fabricants ou les magnétothérapeutes. Pour le moment, on pense que c'est surtout un résultat de l'effet placebo. Tu peux lire à la page 86 si cet effet existe aussi chez les chevaux.

LA DÉTOXICATION, QU'EST-CE QUE C'EST ET EST-ELLE UTILE ?

La détoxication – appelée aussi drainage ou détoxification – est l'évacuation des déchets et toxines présents dans le corps. Tu as lu à la page 37 quelles substances toxiques pouvaient « polluer » l'organisme du cheval. La plupart d'entre elles s'éliminent facilement en modifiant l'alimentation et en étant prudent avec les médicaments, les vaccins et les vermifuges. Tu peux par exemple choisir de faire des coproscopie et de ne vermifuger que lorsqu'une infection parasitaire est établie. Des études ont montré que 80% des chevaux sont vermifugés inutilement. Si les toxines sont la conséquence d'une septicémie ou d'un coup de sang il faut régler ces problèmes.

Les cures de détoxication à l'argile verte, à la chlorophylle ou aux minéraux de Schlinder sont considérées comme bénéfiques. Mais leur efficacité n'est pas prouvée scientifiquement. La meilleure façon d'éliminer les toxines et de s'assurer du bon fonctionnement du foie, des reins, de l'appareil urinaire et des intestins. En permettant au cheval de bouger suffisamment, en lui donnant une nourriture riche en fibres et évidemment en s'assurant qu'il n'absorbe pas de nouvelles toxines et en limitant la production de déchets.

IL Y A UNE THÉRAPIE ALTERNATIVE RÉVOLUTIONNAIRE OU UN NOUVEAU REMÈDE. CELA VAUT-IL LA PEINE DE LES ESSAYER ?

Tous les chevaux ne guérissent pas aussi bien ou aussi vite d'une fourbure. La réussite des thérapies, des médicaments, du régime, des adaptations du mode d'hébergement, de l'exercice physique et du parage n'est pas toujours au rendez-vous. Si tu lis qu'il existe un nouveau remède miracle ou une thérapie qui fait des merveilles, tu vas être tenté d'y placer tes espoirs. Reste tout de même prudent. Car ils s'appuient parfois sur des suppositions ou des théories non vérifiées. Tu ne dois pas oublier qu'une preuve anecdotique n'est pas une preuve. Ce qui peut également se produire est que l'on découvre pour une substance donnée, que cette dernière possède des propriétés qui pourraient être bénéfiques aux chevaux fourbus. Cette information est ensuite propagée, sans tenir compte de son contexte, sur les forums et réseaux sociaux. Et tout le monde se met à expérimenter joyeusement avec les plantes contenant cette substance. Il vaut mieux en suivre attentivement les développements et attendre tranquillement que l'on ait prouvé que cette substance est réellement active, utile et sans danger.

Parles-en avec ton vétérinaire, ton professionnel des soins aux sabots et ton nutritionniste. Exprime tes inquiétudes. Regardez ensemble et d'un œil critique si toutes les conditions sont réunies pour espérer une guérison. Il est toujours possible qu'un point ait été oublié. Tu peux aussi demander un deuxième avis à un autre vétérinaire.

Si tu optes pour la nouvelle thérapie ou le nouveau remède, creuse bien les théories sur lesquelles ils s'appuient. N'accepte rien gratuitement ou seulement parce que cela se trouve sur internet. Renseigne-toi, demande l'avis aussi bien de ceux qui sont pour que de ceux qui sont contre. De préférence à des professionnels. Fais attention à ce que cela n'interfère pas avec le reste du traitement. Certaines substances peuvent avoir une interaction négative avec les médicaments. Les effets secondaires de nouveaux remèdes ne sont pas toujours bien connus. Ils peuvent faire plus de mal que de bien au cheval. Pense aussi au dicton « il ne peut y avoir deux capitaines sur un même navire ». Si plusieurs personnes soignent ton cheval et donnent des avis contradictoires, cela risque d'entraver la guérison. Dis-leur bien ce que tu as choisi de faire.

QU'EST-CE QUE L'EFFET PLACEBO ET CELA EXISTE-T-IL CHEZ LES CHEVAUX ?

En 1971, on a mené une étude sur le traitement par la lumière fluorescente d'un virus herpes. On a constaté une amélioration notable chez 87% des patients. Une étude ultérieure a démontré qu'il était impossible que cette méthode fonctionne. Aujourd'hui, les résultats incroyablement positifs de cette étude sont attribués à l'effet placebo. C'est-à-dire que l'on constate une amélioration après l'utilisation d'un remède ou d'une thérapie n'ayant pas d'efficacité. L'effet placebo découle de l'espoir de l'utilisateur qui s'attend à ce qu'ils fonctionnent. Il peut aussi se produire des améliorations mais celles-ci auraient de toute façon eu lieu sans que le remède ou la thérapie n'aient été appliqués.

Maintenant, un cheval ne sait pas à quoi il doit s'attendre. L'effet placebo ne joue donc aucun rôle chez le cheval. Par contre, le propriétaire et le thérapeute pensent ou espèrent que le remède ou le traitement fonctionnent. Surtout pour toi, le propriétaire, il est difficile d'y échapper, encore plus si le thérapeute a une bonne réputation ou est très convaincant. À cela s'ajoute que lorsque deux faits se succèdent, nous avons tendance à penser que le second a été provoqué par le premier. Si le premier avait pour objectif de produire le second, l'effet placebo n'est plus très loin. Purifie une pierre précieuse dans un torrent et pose-la sur le troisième chakra de ton cheval. Si sa glycémie a baissé le jour suivant, c'est bien évidemment à cause de cela, non ?

LE TRAITEMENT X MARCHE TRÈS BIEN CHEZ MON CHEVAL. CELA PROUVE-T-IL QUE LE TRAITEMENT X FONCTIONNE ?

Tu as vu passer plusieurs fois le terme de « preuve anecdotique », mais en fait, qu'est-ce que c'est ? C'est une preuve non-scientifique qui s'appuie sur l'expérience de quelques personnes. Dans le cadre d'un traitement faisant appel à un remède ou une thérapie tu peux parler de « preuve de satisfaction de l'utilisateur ». Pour prouver que quelque chose fonctionne ou non, de telles expériences ne servent à rien. Car tu ne peux jamais rester objectif et pour plusieurs raisons :

- Impossible pour toi d'échapper à l'effet placebo. Surtout si tu as investi des quantités de temps, d'argent et d'efforts à un mode de traitement. Tu as tellement envie de voir une amélioration que c'est ce qui se passe.
- Rien ne dit que l'état de ton cheval ne se serait pas amélioré même sans le traitement.
- Tu fais face à plusieurs problèmes en même temps. L'amélioration est-elle due au traitement X ou à la nouvelle livraison de foin, moins riche en sucre ?
- Les signes cliniques d'une maladie peuvent fluctuer. Le pic saisonnier de l'ACTH (voir p. 44) chez un cheval avec un PPID en est un bon exemple. Si tu viens de donner le remède X à la fin de cette période, tu peux te tromper et penser que c'est grâce au remède X que ton cheval va mieux.
- Il est difficile de faire la différence entre avoir réussi à cacher des signes cliniques et une guérison véritable.
- Tu ne veux pas décevoir le thérapeute. Cela semble bizarre à dire, mais nous avons tendance à réagir ainsi. Si le thérapeute pense avoir réussi alors que ce n'est pas le cas, tu dois être très sûr de toi pour le contredire.

Les traitements qui sont vraiment un succès fournissent bien sûr des tas de preuves anecdotiques. Mais celles-ci s'ajoutent à l'expérience clinique des vétérinaires et aux preuves découlant d'études scientifiques. Ne te laisse donc pas influencer par l'enthousiasme d'une personne de ta pension qui ne jure que par le traitement X qui a sauvé son cheval. C'est peut-être le cas… ou pas.

LE TRAITEMENT X A TRÈS BIEN MARCHÉ POUR LE CHEVAL DE MON COPAIN, MAIS PAS POUR LE MIEN. COMMENT EST-CE POSSIBLE ?

Quand on soigne un cheval, on ne traite pas un seul élément de l'organisme du cheval ou de sa maladie. Le corps du cheval est un ensemble complexe où toutes sortes de systèmes travaillent en synergie et interagissent. Intestins, vaisseaux sanguins, glandes endocrines, nerfs… tout est étroitement lié. Le traitement du cheval de ton copain a peut-être agi un peu plus sur un autre aspect de la maladie. Connais-tu tout ce qui concerne ses conditions de vie, alimentation, exercice, et soins aux sabots ? Ce cheval est-il de la même race, du même sexe, du même âge que le tien ? Les causes sous-jacentes sont-elles les mêmes chez lui ? S'agit-il bien du même type de fourbure (voir p. 23) ? Après avoir lu la réponse à la question précédente, demande-toi si le traitement de son cheval fonctionne aussi bien que tu le penses.

Ton copain peut peut-être te dire ce qu'il fait de plus pour soigner son cheval. Demande aussi au thérapeute qui suit son cheval pourquoi le traitement marche moins bien avec le tien. Il verra peut-être une différence que toi tu n'as pas remarquée. Et si tu ne l'as pas encore fait : cherche avec ton vétérinaire quelle est la cause du problème, fais-la disparaître dans la mesure du possible, fais en sorte que les pieds soient régulièrement et correctement parés, achète des hipposandales et mets-toi au travail pour améliorer encore les conditions de vie de ton cheval dans tous les domaines. Qui sait, ton cheval va peut-être aller tellement mieux que ton copain se demandera comment tu as fait.

QUELQU'UN ME PROPOSE DE TRAITER MON CHEVAL À DISTANCE. DOIS-JE LE FAIRE ?

Certaines personnes disent être capables de soigner un cheval sans être gênées par la distance ou le temps. Jusqu'à aujourd'hui, et du point de vue scientifique, il n'y a aucune raison de faire confiance à l'efficacité clinique d'un « guérisseur » qui agit à distance (ou même de près du reste). Il va encore falloir du temps avant de pouvoir le faire. Dans ce type d'interaction avec le patient, l'espoir et la conviction de celui qui reçoit les soins représentent souvent un élément indispensable du traitement. Une étude scientifique en double aveugle et avec un groupe témoin est donc par définition impossible. À cela s'ajoute la question de savoir si les chevaux ont des espoirs et des convictions. Les guérisseurs disent alors que les méthodes, les techniques et les instruments modernes de recherche ne peuvent pas correctement étudier leurs capacités. Ils se placent ainsi en dehors du système de pensée scientifique. De cette façon on élimine toute approche critique et la faute en incombe à la science.

Les guérisseurs ont tendance à mettre en avant leurs réussites en tant que preuves sans jamais parler de leurs échecs qui sont rapidement oubliés. Il est également impossible de prouver que les réussites peuvent leur être réellement attribuées. Pour écarter toute forme de critique on reproche aux autres de ne pas avoir l'esprit ouvert en ajoutant qu'il existe « plus dans le ciel et sur la terre ». Les adeptes déclarent tout simplement que eux y croient ou même qu'ils savent que cela existe et illustrent leurs propos d'une anecdote spectaculaire.

En l'état actuel des choses, il serait tout à fait déraisonnable que ton cheval ne reçoive pas le traitement dont il a besoin parce que tu en remplacerais une partie par des soins à distance. Le seul avantage à l'ajout des soins d'un guérisseur est qu'ils peuvent renforcer encore ta motivation et ta persévérance pour lutter contre la fourbure. Mais de là à payer pour cela quelqu'un qui vit à des dizaines de kilomètres de là...

LE VÉTÉRINAIRE, LE PROFESSIONNEL DES SOINS AUX SABOTS, LES GENS DE L'ÉCURIE ET FACEBOOK DISENT DES CHOSES DIFFÉRENTES. QUI DOIS-JE CROIRE ?

Qu'il y ait tant d'informations à disposition est une bonne chose et que nous puissions échanger nos idées avec tant de personnes est également très bien. L'ennui c'est qu'en même temps on reçoit des avis contraires et parfois complètement faux. Cela est dû en partie au fait que les trois types de fourbure sont souvent mis dans le même sac. Les non-professionnels et les autres propriétaires ont le chic pour cela. Dès que tu prononces le mot « fourbure », on te cite par exemple le magnésium comme remède miracle alors que ton cheval a une fourbure liée au SRIS à la suite d'une inflammation persistante. Le magnésium n'a aucun effet là-dessus. Ne parler que des anticoagulants et des anti-inflammatoires alors qu'il s'agit d'une fourbure liée à un problème hormonal est un autre exemple. Avec les meilleures intentions du monde, toutes ces personnes donnent des conseils sans connaître la cause du problème. Elles n'ont jamais vu le cheval, ne connaissent pas son passé médical et ne savent pas tout ce que tu as fait pour améliorer ses conditions de vie. Si tu leur donnes alors ces informations, elles vont, dans leur enthousiasme, les survoler sans les lire ou bien ne voir les choses que sous l'angle de leurs propres expériences. Si l'ail a sauvé leur cheval d'une mort cruelle, tous les chevaux fourbus devraient tout de suite en prendre.

L'attention et l'implication des utilisateurs de Facebook et de tes amis de la pension sont pour toi un soutien dans ces moments difficiles où ton cheval va mal et souffre. C'est très important. Par ailleurs, les différentes expériences peuvent te donner des idées de pistes auxquelles tu n'aurais peut-être pas pensé. Mais il est conseillé d'utiliser avant tout les connaissances et l'expérience de professionnels. Le vétérinaire est celui à qui faire appel quand il s'agit de diagnostic et de traitement médical ; le professionnel des soins aux sabots sait tout des pieds de ton cheval ; un nutritionniste peut t'aider si ton cheval doit perdre du poids ou prendre des compléments. Ils peuvent avoir hélas des avis divergents. Mais là encore : chacun doit s'en tenir à son domaine de compétences. Si tu as un bon professionnel des soins aux sabots, tu peux être sûr qu'il sait mieux parer que le vétérinaire. Mais ne le laisse pas interpréter des radios ou les résultats de prises de sang. La situation idéale est bien sûr lorsque tous les professionnels s'occupant de ton cheval sont d'accord. Dans le meilleur des cas, ils auront une approche multidisciplinaire du traitement et se concerteront régulièrement. Si leurs approches diffèrent trop, parles-en avec eux. Si cela ne suffit pas, le mieux est alors de chercher un autre professionnel.

MAIS QUE FAIRE SI UN PROFESSIONNEL DIT DES BÊTISES ?

Nous connaissons tous un exemple de vétérinaire qui conseille d'euthanasier un cheval et qui n'a heureusement pas été écouté. Le cheval en question est encore en pleine forme et gambade joyeusement dans le pré des années plus tard. Ou celui du maréchal-ferrant qui affirme que ton cheval ne vivra plus longtemps si tu lui retires sa ferrure thérapeutique. Il devrait voir comment il galope aujourd'hui sur les chemins caillouteux. Qu'une personne pratique un métier depuis des années ne veut pas dire qu'elle est infaillible. Elle peut être devenue aveugle à certaines solutions ou bien ne pas avoir suivi les derniers développements au sein de sa profession. Elle peut avoir une tendance à opter pour la facilité. En ce cas, elle va te proposer les solutions standard. Le cheval a un gros chignon ? Il est sûrement fourbu ou va bientôt l'être. AINS, repos au box, ferrure et voilà l'affaire réglée. Ou tu as affaire à quelqu'un qui est complètement convaincu par une idée bien précise. Un professionnel des soins aux sabots avec 20 années d'expérience ne te conseillera jamais une ferrure ; son collègue maréchal-ferrant ne sait pas comment on écrit « hipposandale ».

Ne leur en veux pas mais fais venir les personnes qui conviennent à ton cheval. Et ce, du point de vue de leur expérience, compétence, curiosité et flexibilité. Un ego qui ne soit pas surdimensionné est également un point positif. C'est le moment de faire appel aux avis des membres de tes groupes préférés sur Facebook et de tes amis à l'écurie. Demande-leur aussi de motiver ces avis. Dès que tu auras mis en place les bons professionnels tu n'auras plus grand-chose à faire pour qu'ils te donnent le meilleur d'eux-mêmes. Ton cheval t'en sera reconnaissant.

COMBIEN DE TEMPS FAUT-IL AVANT QU'UNE FOURBURE SOIT GUÉRIE ?

Le seuil de tolérance à la douleur, la réaction aux changements du mode de vie, la capacité de récupération, tous ces aspects diffèrent d'un individu à l'autre. Les prévisions concernant la guérison sont donc difficiles à établir mais je vais faire une tentative. Savoir combien de temps il va falloir à ton cheval avant de se sentir mieux dépend en grande partie de la gravité de sa fourbure et de la rapidité à laquelle tu as pu réagir pour éliminer ce qui a causé cette fourbure et entamer un traitement. De bons vétérinaire et professionnels des soins aux sabots feront en sorte que cela ne dure pas plus que nécessaire. Et tu joues un rôle également très important. As-tu réussi à améliorer les conditions de vie de ton cheval ? Adapter l'alimentation, le mode d'hébergement et l'exercice physique sont des points indispensables à la guérison rapide d'un fourbu. Une fois que tout cela est réglé, un cheval fourbu pour la première fois par suite d'une cause extérieure (donc pas à cause d'un problème hormonal ou d'inflammations chroniques), si cette cause a été éliminée et qu'il n'y a pas de bascule ou de dommage de l'os du pied, devrait se remettre dans les six à douze semaines. Il lui faudra ensuite une bonne année avant que les tissus du pied qui ont été endommagés aient été complètement remplacés au fur et à mesure de la pousse de la corne (voir la question « Un anneau de fourbure, qu'est-ce que c'est ? » à la page 28).

En cas de bascule, de dommages sévères ou d'affaissement de l'os du pied, il faudra attendre beaucoup plus longtemps. Les dégâts peuvent être si graves qu'ils sont irréversibles. Un cheval dont l'os du pied est en grande partie déminéralisé (ostéoporose) restera plus ou moins fourbu.

Tant que ce qui a entraîné la fourbure n'est pas sous contrôle, ton cheval risque de rester fourbu ou de faire une rechute. Il en va de même si les conditions de vie ne sont pas améliorées. Si ton cheval ne peut pas bénéficier de sa liberté de mouvement, passe sa vie en box, mange une herbe ou des granulés trop riches en glucides, les résultats d'un analgésique ou d'un anti-inflammatoire risquent de se faire attendre. Même chose si les soins aux sabots sont mal faits ou suivant une méthode obsolète. Des hipposandales peuvent s'avérer très pratiques pour accélérer la guérison. Nous aborderons en détails tout ce qui concerne les soins et la protection des sabots à partir de la page 119.

Dans quelques cas, le problème sous-jacent est inguérissable ou impossible à cerner. Certains chevaux avec un SME ou un PPID restent fourbus jusqu'à la fin de leur vie. Ils connaissent alors des périodes où tout va bien et des périodes plus difficiles. Ton travail consistera à limiter les dégâts et à traiter les complications éventuelles comme les abcès. Une perspective pas forcément agréable, mais une tâche noble et gratifiante.

COMMENT SAVOIR À QUEL MOMENT LA FOURBURE EST GUÉRIE ?

Tu sauras que la phase aiguë est passée lorsque tu ne verras plus les signes cliniques décrits à la page 52. Un Obel 0 (p. 55) est bien sûr une bonne nouvelle. Ton professionnel des soins aux sabots va voir aussi des choses que tu ne vois pas forcément. Si tu as des doutes, demande-lui s'il pense que le plus dur est passé. Si tu veux des certitudes, ton vétérinaire peut de nouveau procéder à un examen clinique et faire des radios. Une prise de sang et des radios peuvent clarifier les choses. Ces dernières surtout permettent de voir s'il n'est plus question de fourbure chronique. Ton vétérinaire peut aussi te dire si ton cheval n'est vraiment plus fourbu ou bien si ce sont seulement les signes cliniques que l'on a réussi à supprimer. Le degré de douleur n'est pas le meilleur indicateur de l'état réel. Certains chevaux ne montrent aucun signe de douleur alors que le dommage des tissus est encore très présent.

COMMENT FAIRE REPRENDRE PROGRESSIVEMENT LE TRAVAIL À MON CHEVAL ?

Chic, ses sabots ont l'air d'aller de nouveau tout à fait bien. Je vais pouvoir seller mon cheval et recommencer à monter. Eh bien non. La fourbure n'est pas une maladie des pieds, tu t'en souviens ? C'est plus compliqué que cela. Et il faut pas mal de temps avant que ton cheval ne soit de nouveau « comme neuf ». La fourbure a affaibli le sabot et le corps a besoin de temps pour réparer les dégâts. Sois patient et laisse aux pieds la possibilité de se stabiliser avant de reprendre le travail. Il en va de même pour les problèmes sous-jacents. Ils ne sont sans doute plus graves au point de provoquer une fourbure mais ton cheval est peut-être encore en train de se remettre d'une inflammation par exemple. Demande ce qu'il en est à ton vétérinaire.

Lorsque tu décides de reprendre le travail fais-le pour ton cheval et pas pour toi. Dans un premier temps, monter est hors de question. Commence par faire tranquillement des promenades en main, les pieds bien parés et protégés par des hipposandales. Tu peux aussi faire un peu de travail à pied ou jouer avec ton cheval. Propose-lui des interactions sociales avec d'autres chevaux, dispose le foin, l'eau, la pierre à lécher à distance les uns des autres ou crée un parcours dans le pré ou la carrière avec du ruban de clôture. Un « paddock paradise » comme celui décrit à la page 113 permet de stimuler le mouvement.

Ne recommence à monter que si tout exercice se déroule sans problème (grade 0 sur l'échelle de Obel), avec des semelles dans les hipposandales et si la sole est suffisamment épaisse. Ton professionnel des soins aux sabots te dira quand. Le vétérinaire peut le confirmer à l'aide de radios.

Augmente graduellement la durée et l'intensité du travail. Commence par de courtes distances à une allure calme et modérée et n'en demande pas trop à ton cheval. Laisse-le décider où il veut mettre les pieds. Le travail à la longe ou dans un marcheur sollicite trop des pieds en plein rétablissement. Évite-le pour le moment.

COMMENT ÉVITER QUE MON CHEVAL NE FASSE UNE RECHUTE ?

Au chapitre « Les causes » tu as pu lire tout ce qui peut provoquer une fourbure. Identifier et exercer un plein contrôle de toutes ces causes est une tâche quasiment impossible. Certaines affections peuvent par ailleurs être incurables. Tôt ou tard cela pourra entraîner un risque tellement élevé de fourbure qu'il suffira d'un rien pour que les ennuis recommencent. Si malgré toutes les précautions et toute l'attention apportée aux soins ton cheval se retrouve fourbu, il faut que tu évites les complications. Oublie l'idée qu'une fourbure puisse toujours être évitée.

Ce qui n'empêche pas que nous devons toujours faire en sorte de réduire les risques au maximum. Les chevaux qui ont déjà été fourbus courent de plus grands risques de rechute. Ils ressentiront plus vite de la douleur au niveau des sabots à cause des tissus endommagés. À cause de la douleur, la glycémie va augmenter et il va y avoir une vasoconstriction des vaisseaux sanguins. Mais le plus souvent cette rechute est due aux causes initiales qui n'ont pas toutes et/ou complètement été éliminées.
Finalement, la prévention ressemble beaucoup au traitement à savoir :

1. Eliminer la cause ou la maintenir le plus possible sous contrôle (p. 33)
2. Assurer un parage correct et régulier (p. 119)
3. Optimaliser les conditions de vie : alimentation (p. 97) hébergement et mouvement (p. 111)

Dans la plupart des cas, une rechute se produit parce qu'on relâche l'attention que l'on accordait à ces points au moment où tout va de nouveau mieux.

À QUEL MOMENT DOIS-JE ME DIRE QUE L'EUTHANASIE EST LA SEULE SOLUTION ?

En tant que propriétaire, il y a un moment où il faut se demander s'il est raisonnable de prolonger la vie de son cheval. Les chevaux qui, sans perspective de guérison, se déplacent avec difficulté dans le pré sur des pieds à la sole perforée, et pour qui chaque jour est une souffrance ne peuvent pas te dire qu'ils en ont assez. C'est toujours toi, en tant que propriétaire qui doit décider s'il faut y mettre fin. C'est ta responsabilité. Même si tu restes le seul à en décider, le vétérinaire est le mieux placé pour donner un point de vue objectif sur l'état actuel et futur de ton cheval. Il peut comparer la situation de ton cheval avec d'autres parmi ses patients. Il n'a pas comme toi de lien émotionnel qui pourrait troubler ou fausser son jugement. Un bon vétérinaire considère de nouveau les causes, la gravité de la boiterie, la sévérité des complications et le degré d'efficacité du traitement appliqué. Pour lui, réussir à éliminer la douleur est très important. Il communique avec les autres personnes soignant ton cheval, comme le professionnel des soins aux sabots. En principe, il est assez honnête pour voir aussi dans quelle mesure tu arrives à fournir les soins nécessaires.

Si pour une raison quelconque il n'est pas possible d'améliorer l'état de ton cheval, il n'est pas juste de le laisser souffrir. En ce cas, c'est toi qui dois choisir la meilleure solution. C'est une décision difficile à prendre, qui demande souvent au propriétaire plus de temps que ce que le vétérinaire souhaiterait dans l'intérêt du cheval. Mais il sait que cela fait partie de son métier. Il te donnera donc le temps de réfléchir sur ce qu'il te conseille. N'hésite pas alors à lui redemander de t'expliquer ce qui motive son point de vue. Tu peux aussi demander l'avis d'un autre vétérinaire. Si tu n'arrives vraiment pas à franchir le pas, des soins palliatifs pour une phase terminale sont une autre solution. Mais est-ce la meilleure option pour ton cheval ?

NUTRITION

COMMENT DOIS-JE NOURRIR MON CHEVAL FOURBU ?

Au début du chapitre précédent, tu as pu lire que, dans le cadre des premiers soins pour une fourbure aiguë, il fallait tremper le foin et donner du magnésium. L'objectif de ces mesures étant de s'attaquer aux problèmes liés à l'insuline. Si ton cheval ne fait pas partie des 80% de cas où la résistance à l'insuline joue un rôle prépondérant, l'avoir nourri ainsi ne le gênera en aucune façon. Mais attention : complémenter avec du magnésium peut être mal supporté par un cheval ayant problèmes rénaux chroniques.

Maintenant que tu as la fourbure sous contrôle, que vaut-il mieux, désormais, donner à ton cheval ? Opte pour un foin grossier, riche en fibre et contenant moins de 10% de GNS, amidon et fructane (voir « N'y a-t-il qu'une seule sorte de sucre ? » à la page 40). Si ce pourcentage est plus élevé, il te faudra tremper le foin (voir p. 64). Choisis de préférence du foin de luzerne (qui contient beaucoup de magnésium) avec peu de feuilles et beaucoup de tiges. Cependant, le foin de luzerne pouvant être riche en protéines, certains chevaux y réagissent mal. Ils transforment sans doute les protéines en glucides de manière très efficace. Un taux élevé de matière sèche est aussi à rechercher. Pour 30 euros environ, une analyse te permettra de connaître la valeur énergétique, les taux de glucides, de protéines et de matière sèche de ton foin. Une analyse de fourrage plus détaillée est également possible, elle coûte un peu plus cher (dans les 60 euros) mais tu sauras alors à quoi t'en tenir au niveau des minéraux et des oligo-éléments. Avec ces informations, un nutritionniste pourra prescrire des compléments adaptés aux besoins. En attendant, tu peux donner un complément à large spectre (« balancer ») contenant les principaux vitamines et minéraux.
Et bien sûr, mets toujours de l'eau fraîche et une pierre à lécher à disposition de ton cheval. Si tu lui donnes un balancer, vérifie que ta pierre à lécher ne contient bien que du sel et pas de minéraux ni oligo-éléments. Il ne faut pas donner ces derniers en double dose.

PUIS-JE CONTINUER À DONNER DES GRANULÉS ET DES CÉRÉALES ?

Non. Il y a trop de sucres rapides dans ces aliments que l'on distribue toujours en rations ponctuelles. Cela provoque des pics de glycémie et risque d'entraîner une fourbure liée à un problème hormonal. Dans le gros intestin, les sucres rapides peuvent contribuer à une fourbure liée au SRIS.

ET LE MUESLI OU LES GRANULÉS VITAMINÉS ?

Tout dépend de ceux que tu donnes. Muesli et granulés sont un même produit sous deux formes différentes. On obtient les granulés à partir de muesli moulu et compressé. Si on y a ajouté vitamines, minéraux et oligo-éléments, on les appelle alors des granulés vitaminés. Il existe des mueslis sans céréales avec un taux de sucre et d'amidon inférieur à 10%. Mais le même fabricant peut vendre un autre muesli dont le taux dépasse les 20%. Lis bien les étiquettes. Évite la mélasse et les céréales. Fais aussi attention à la quantité de fer contenue dans le produit. Elle doit être le moins élevée possible. Le produit doit de préférence ne pas en contenir du tout. L'excès de fer a été associé à la résistance à l'insuline. Demande-toi aussi pourquoi tu veux donner ce produit. As-tu peur que ton cheval ne manque de quelque chose ? En ce cas, mieux vaut donner un balancer » pour complémenter le fourrage. Si tu fais d'abord analyser le fourrage pour savoir si ton cheval dispose de certaines substances en quantités suffisantes, tu as tout bon.

UN « BALANCER », QU'EST-CE QUE C'EST ?

Ton cheval a besoin de certaines quantités de minéraux, vitamines et oligo-éléments. Les chevaux qui mangent surtout du foin ou qui sont au régime pour perdre du poids présentent plus souvent des carences que ceux qui sont à l'herbe. Un complément à large spectre, couramment désigné par le terme de « balancer » ou CMV (complément minéraux et vitamines), est censé rééquilibrer la ration de fourrage en apportant les vitamines, minéraux et oligo-éléments nécessaires pour compléter les besoins quotidiens.

Un balancer n'est qu'une option, la préférence allant à un complément adapté à ton cheval qu'un nutritionniste formulera après qu'une analyse du fourrage et une prise de sang aient été effectuées. L'idéal étant que ton cheval puisse manger des aliments naturels, sains et variés contenant tout ce dont il a besoin.

Lis aussi la liste des ingrédients. Certains balancers contiennent près de 20% de sucres et d'amidon. Et surtout : un cheval à qui on donne un balancer n'a pas besoin d'avoir en plus une pierre à lécher contenant toutes sortes de minéraux. Un simple bloc de sel suffit.

À QUOI DOIS-JE FAIRE ATTENTION CONCERNANT L'EAU ?

Surveille que l'eau soit toujours fraîche et propre. Les algues, les feuilles mortes, les insectes, les crottins, l'urine et la rouille dans les conduites ou l'abreuvoir peuvent polluer l'eau. Tout cela peut créer des substances toxiques. L'eau des fossés peut être polluée par des produits déversés illégalement, des engrais ou des pesticides.

DE QUEL TYPE DE PIERRE À LÉCHER MON CHEVAL FOURBU A-T-IL BESOIN ?

Le sodium est un minéral qui fait souvent défaut dans l'environnement du cheval. Donne-lui donc une pierre à sel toute simple. La caractéristique principale d'une pierre de l'Himalaya est qu'elle a fait un long voyage en avion. Elle contient trop peu de zinc, de cuivre et de manganèse. Tu peux aussi laisser dans le magasin les pierres à lécher qui ont un goût de pomme ou qui contiennent de la mélasse. Le cheval doit lécher la pierre pour absorber du sel, pas parce qu'elle a bon goût. Les pierres rouge brique contiennent souvent trop de fer. Un excès de fer contribue à l'apparition de la résistance à l'insuline ou aggrave cette dernière.

QUELLES QUANTITÉS MON CHEVAL DOIT-IL MANGER ?

Si ton cheval n'est pas trop gros, donne-lui de 1,5% à 2% de son poids en fourrage. Ce qui correspond à une quantité de 9 à 12 kilos pour un cheval de 600 kilos. Si ton cheval doit maigrir, donne-lui 1,5% du poids qu'il doit atteindre. Fais cela pendant un mois. Ensuite, passe à 1%. Si ton cheval doit peser 500 kilos, tu dois donc commencer par lui donner 7,5 kilos de foin par jour pendant un mois, puis 5 kilos.

MON CHEVAL EST TROP MAIGRE. QUE PUIS-JE LUI DONNER POUR QU'IL PRENNE DU POIDS DE FAÇON SAINE ?

Es-tu sûr que ton cheval doit grossir ? Beaucoup de propriétaires ne se rendent pas bien compte de ce qui représente un poids correct pour leur cheval. Si celui-ci se remet tout juste d'une fourbure et que ses problèmes avec l'insuline ne sont pas encore tout à fait sous contrôle, il vaut mieux qu'il reste encore un peu en dessous de ce qui serait son poids idéal. Surtout si ses sabots ne sont pas complètement rétablis. Parles-en avec ton vétérinaire.

La base de l'alimentation d'un cheval devant prendre du poids mais sensible à la fourbure, c'est l'herbe ou un fourrage pauvre en sucres, amidon et fructane et riche en fibres. Pour un apport énergétique supplémentaire (en calories), avec peu de glucides rapides, tu peux aussi donner de la pulpe de betterave ou du foin de luzerne et ajouter éventuellement un aliment riche en matières grasses comme la graine de lin. L'huile végétale contient des calories qui se libèrent lentement, c'est pourquoi certains la conseillent pour faire reprendre du poids à un cheval. Certaines huiles, comme l'huile de tournesol et l'huile de maïs, ne contiennent que de mauvaises proportions et quantités d'acides gras oméga. Elles feront plus de mal que de bien à ton cheval. Si tu veux donner de l'huile, demande conseil à un nutritionniste.

IL EST À SON POIDS IDÉAL MAIS A ENCORE DES PROBLÈMES. COMMENT EST-CE POSSIBLE ?

Si son poids est idéal, son alimentation ne l'est peut-être pas. Une carence de certains minéraux et vitamines ou un mauvais équilibre entre eux peut subsister. C'est pourquoi ton cheval n'arrive pas à guérir de sa fourbure. Une analyse du sol et du fourrage te sera sans doute utile. Si les résultats montrent une carence ou un déséquilibre, une prise de sang pourra confirmer si cela affecte ton cheval. Un nutritionniste pourra alors t'aider à résoudre ce problème.

À QUELS MOMENTS L'HERBE EST-ELLE MOINS RICHE EN GLUCIDES ?

Chez les chevaux qui ont des problèmes hormonaux, ce sont surtout les sucres rapides que nous voulons éviter. Dans l'herbe, leur quantité varie au cours de la journée et de la période de l'année. Elle dépend de la durée et de l'intensité de l'ensoleillement, de la température ambiante, de la disponibilité de l'eau et des nutriments ainsi que de la phase de croissance de l'herbe. Nous ne pouvons évidemment pas expliquer ici en détail l'influence de chaque combinaison de ces facteurs sur la quantité de sucres. En pratique, il faut retenir que le taux de glucides de l'herbe est le plus bas :

- la nuit et tôt le matin,
- si la température nocturne n'est pas descendue sous les 5 degrés,
- alors que l'eau et les nutriments étaient en quantités suffisantes et
- que la plante a surtout des feuilles et n'a pas encore formé de graines.

Pendant la journée, le taux de glucides va augmenter. Si le nombre d'heures d'ensoleillement s'accroît, le pourcentage de glucides s'élève. Cette hausse se poursuit avec l'avancée du printemps. Seuls l'ombre et les nuages la ralentissent. Ne tiens pas seulement compte de ces pourcentages mais aussi de la quantité d'herbe ingérée par ton cheval. Au printemps, l'herbe pousse à toute allure. Si ton cheval en mange beaucoup, même si le taux de GNS est faible, il risque d'en absorber trop.

Pour les chevaux sensibles à la fourbure liée au SRIS le taux de fructane doit être le plus bas possible. Par exemple, les chevaux dont la muqueuse intestinale a été endommagée par une colique ou ceux qui souffrent quelque part d'une inflammation chronique. Bien que les taux de fructane puissent fluctuer tout au long de la journée et changer rapidement, ce sont surtout les matinées ensoleillées succédant aux nuits fraîches qui sont les plus dangereuses. Elles surviennent souvent au début du printemps et de l'automne.

Le taux de fructane de l'herbe augmente aussi lorsque l'eau et les nutriments nécessaires à la croissance de celle-ci viennent à manquer. Après une sécheresse prolongée par exemple, on constate une augmentation des cas de fourbure. Comme tu as déjà pu le lire, l'herbe produit du fructane pour se protéger du gel (voir la question « Qu'est-ce que le fructane ? » à la page 41). En automne, lors du retour du gel nocturne, si les journées sont ensoleillées le risque de taux de fructane élevés est plus grand. En général, on a des taux élevés pendant les mois d'avril, mai, octobre et novembre.

UNE APPLI OU UN SITE DE PRÉVISION DES TAUX DE FRUCTANE SONT-ILS UTILES ?

Si tu considères qu'au moins 80% des cas de fourbure sont liés à un problème hormonal et que le fructane n'y joue aucun rôle, il est bizarre que les propriétaires s'appuient tant sur les applis et sites prédisant les taux de fructane. Mais ils ne sont pas inutiles pour autant. Pour les chevaux qui ont une fourbure liée au SRIS, les taux de fructane sont en effet importants. En ce qui concerne les chevaux qui ont des troubles hormonaux, l'intérêt de ces systèmes d'alerte est qu'ils donnent une idée de la quantité de sucres se trouvant juste avant dans la plante. En effet, des taux élevés de fructane ne sont possibles que s'il y a eu juste avant un excès de sucre (tu te souviens que le fructane est constitué de molécules de sucre ?). La probabilité que cela se reproduise à court terme est bien présente, ce qui ferait courir des risques à ton cheval dont la fourbure est liée à des troubles hormonaux.

MON CHEVAL PEUT-IL ALLER ENCORE AU PRÉ ?

Tout dépend de comment il va. Un cheval résistant à l'insuline, pour qui le moindre brin d'herbe représente un danger, sera sans doute mieux dans un grand paddock de terre ou de sable ou sur la piste d'un paddock paradise (voir p. 113). Cela te permettra de contrôler ce qu'il mange et en quelle quantité. Une fois que tu auras la résistance à l'insuline sous contrôle, tu pourras prudemment le mettre au pré avec un panier de régime et au moment où l'herbe n'est pas trop riche en glucides. Pour certains, qui ont un PPID et une résistance à l'insuline, cela ne sera hélas jamais possible.

Si ton cheval n'a pas eu de fourbure liée à un problème hormonal, c'est déjà plus simple. En cas de fourbure liée au SRIS tu vas surveiller les taux de fructane pour savoir si tu peux le mettre au pré. Dans tous les cas, il est important d'attendre que les sabots soient complètement rétablis avant de penser à mettre ton cheval sur l'herbe. Fais-le avec discernement et prends les mesures nécessaires pour limiter les quantités d'herbe ingérées. Ces mesures sont décrites dans la réponse à la question suivante.

COMMENT FAIRE POUR QUE MON CHEVAL NE MANGE PAS TROP D'HERBE ?

Pour que ton cheval ne mange pas trop et trop vite dans le pré, absorbant ainsi une trop grande quantité de glucides, tu peux mettre en place les mesures suivantes :

- Utilise un panier de régime. L'extrémité des brins d'herbe est moins riche en sucre. Avec le panier de régime, ton cheval ne peut pas manger l'herbe jusqu'à la racine. Cela l'oblige aussi à manger moins vite. La nourriture arrive plus lentement et plus régulièrement dans le tractus digestif. Les glucides sont ainsi mieux digérés.
- Évite le surpâturage. L'herbe courte et surpâturée est très riche en glucides.
- Fais pâturer en bande. Avec du ruban de clôture et des piquets amovibles tu peux délimiter chaque jour une nouvelle surface de pâturage, l'agrandir ou la diminuer.

- Divise ton pré en parcelles. Laisse ton cheval sur une parcelle jusqu'à ce que l'herbe ait une hauteur de 4 centimètres. Mets-le ensuite sur la parcelle suivante. La partie au repos peut de nouveau repousser.
- Tu peux aussi emmener ton cheval manger en main, pour réduire le temps qu'il passe sur l'herbe.
- À l'entrée du pré, accroche un panneau expliquant pourquoi tu ne veux pas que l'on nourrisse ton cheval sans que tu le saches. Inscris ton numéro de téléphone afin que les promeneurs bien intentionnés puissent te demander des informations.
- Les chevaux sujets à la fourbure (en surpoids, souffrant de SME ou PPID, issus de races à risque) ne devraient pas être laissés trop longtemps au pré. On préférera même ne pas les y mettre du tout. Ils seront mieux dans un paddock paradise, dans un paddock de sable ou même en cas d'urgence, dans une cour fermée par une clôture électrique.

TOUTES LES VARIÉTÉS DE PLANTES FOURRAGÈRES SONT-ELLES AUSSI DANGEREUSES ?

Il y a des variétés qui contiennent beaucoup plus de GNS que d'autres. Certaines prairies en sont malheureusement pleines. Il s'agit du ray-grass anglais, du ray-grass d'Italie, du brome, de la fétuque élevée et de la fétuque des prés. Si la prairie t'appartient, tu peux envisager de la réensemencer avec un mélange spécialement fait pour les chevaux. Il contiendra des graines de dactyle, de fléole (notamment la fléole des prés), de fétuque rouge, d'houlque, de vulpin des prés, plantes qui ne sont pas trop riches en glucides.

QU'APPELLE-T-ON DE L'HERBE À VACHES ?

Nos prairies sont cultivées en vue d'une production élevée de lait et de viande. On cherche pour cela à ce qu'elles soient riches en glucides non-structuraux et en protéines. En outre, l'herbe doit y pousser le plus longtemps possible, du début du printemps à la fin de l'automne, et résister au piétinement du bétail. C'est ce que l'on appelle de l'herbe à vaches. Il s'agit la plupart du temps de ray-grass anglais. Elle est bourrée de glucides et ne convient absolument pas aux chevaux fourbus.

MON CHEVAL DOIT-IL RESTER MAINTENANT AU FOIN ?

Ce qui est pratique avec le foin, c'est que tout comme l'herbe, tu peux le faire analyser. S'il contient trop de sucres rapides et de fructane (hydrates de carbone solubles à l'eau), tu peux y remédier en le trempant et en le rinçant. Si tu fais ton propre foin, pour choisir la bonne teneur en glucides, il te suffit de le récolter au bon moment. Sinon, demande à ton fournisseur s'il peut te vendre du foin pauvre en sucres. Un autre avantage du foin est que tu peux décider des quantités à donner à ton cheval ainsi que des moments et des méthodes de distribution (en filet, en caisse à foin).

D'un autre côté, paître est une activité importante pour ton cheval et tu ne dois pas l'en priver sans raison. Avec un peu de chance, les mesures permettant de limiter la quantité d'herbe ingérée, décrites à la page 103 pourront suffire. Donne du foin en même temps pour avoir encore un meilleur contrôle de la consommation de glucides. Pour certains chevaux, la prairie est malheureusement hors de question. Les cas sévères de SME ou de PPID devront se contenter de foin.

TOUS LES TYPES DE FOIN SONT-ILS BONS ?

Les plantes fourragères riches en glucides produiront un foin qui sera, lui aussi, riche en glucides. Le sol sur lequel pousse l'herbe, la fertilisation et le moment de la fenaison (dans l'année et la journée), influencent également le contenu en glucides. De ce point de vue, l'aspect, la texture ou l'odeur du foin ne veulent rien dire. Le meilleur foin est celui récolté dans des prairies naturelles avec de nombreuses variétés de plantes et un sol oligotrophe. Les plantes et herbes caractéristiques de ce type de sol contiennent peu de glucides et beaucoup d'importantes substances nutritives. Si tu ne trouves pas un tel foin, opte pour celui à base de plantes fourragères pauvres en glucides, cultivé sur un terrain fertilisé sans excès et fauché au moment où le taux de sucres est au plus bas. Un foin de première coupe contient souvent de grandes quantités de glucides non-structuraux. La deuxième coupe est un meilleur choix bien qu'on l'ait la plupart du temps trop fertilisée. Le foin ne doit pas non plus être trop vieux. Malheureusement, tu ne peux pas toujours tenir compte de tous ces facteurs. Et si tu achètes le foin en grandes quantités, il vaut mieux le faire analyser. Savoir ce que tu donnes à manger à ton cheval est indispensable lorsque tu le soignes pour une fourbure, une résistance à l'insuline ou un surpoids.

DOIS-JE FAIRE FAIRE UNE ANALYSE DU SOL OU DU FOIN ?

Nous avons déjà abordé à plusieurs reprises la question de l'analyse du sol et du foin. Celles-ci permettent de déceler d'éventuelles carences en nutriments ou de voir s'il existe des déséquilibres entre certains minéraux. Si tu sais ce qui manque à ton cheval dans son alimentation, tu sais avec quoi il faut le complémenter. Les taux de glucides, d'amidon et de fructane sont aussi des données essentielles. Tu voudras que ces derniers soient le plus bas possible tout en proposant un apport riche en fibres. Un pourcentage élevé de matière sèche fait partie des qualités positives d'un fourrage. L'analyse te fournira ces informations. Pour 30 euros environ tu connaîtras la valeur énergétique, les taux de glucides, de protéines et de matière sèche. Une analyse plus détaillée coûte dans les 60 euros. C'est un peu plus cher mais donne les informations concernant les principaux minéraux et oligo-éléments.

Tu peux aussi faire analyser un échantillon du sol. Il n'y a pas de miracle : les minéraux qui ne sont pas présents dans le sol ne le seront pas non plus dans l'herbe. D'autre part, les résultats d'une analyse du sol ne sont pas représentatifs des quantités de minéraux finalement assimilés par la plante. Une analyse du sol sert avant tout de base pour décider du meilleur amendement.

EST-IL TOUJOURS JUDICIEUX DE DONNER DU FOIN À VOLONTÉ ?

Si le système « all-you-can-eat » peut tout à fait convenir à ton cheval, ce n'est pas le cas pour tous. On a pensé pendant longtemps que tous les chevaux devaient avoir un accès illimité au foin. Que même s'ils en mangeaient trop au début, ils finiraient par diminuer d'eux-mêmes leur consommation. Que le fait de ne pas avoir accès à la nourriture était un facteur de stress et donc de production de cortisol. Et que les effets vasoconstricteurs de cette hormone contribuaient à l'apparition d'une fourbure. Le cortisol diminue aussi la sensibilité à l'insuline. Nous savons aujourd'hui que ce point de vue simplifie un peu trop la situation. Chez les chevaux ayant une résistance à l'insuline ou un PPID, les quantités de sucres rapides (hydrates de carbone simples et doubles) et d'amidon absorbées jouent un rôle déterminant concernant le risque de fourbure. Donner à ces animaux des quantités illimitées de foin sans avoir procédé au préalable à une analyse de ce même foin revient à leur faire courir de gros risques. Chez ceux souffrant d'une fourbure liée au SRIS, les laisser manger du foin à volonté n'est pas vraiment une bonne idée. Certains vont se gaver. Les sucres rapides, l'amidon et le fructane vont se retrouver dans le gros intestin et provoquer les problèmes décrits à la page 34 sous « Problèmes digestifs ».

UN FILET OU UNE CAISSE À FOIN, EST-CE UNE BONNE IDÉE ?

Lorsque le foin est présenté dans un filet ou une caisse à foin, le cheval doit se donner plus de mal pour le manger. Il va manger plus lentement, tout comme lorsqu'il porte un panier de régime. Les hydrates de carbone vont donc arriver plus lentement et de façon plus régulière dans le système digestif et seront mieux digérés. Les enzymes de l'intestin grêle auront le temps de décomposer les sucres rapides et l'amidon. Ceux-ci n'arriveront donc pas jusqu'au gros intestin où ils pourraient provoquer acidose, destruction de la flore puis une fourbure liée au SRIS. Le fructane arrivera aussi de façon modérée dans le gros intestin, ne provoquant donc peu ou pas d'acidose. Par ailleurs, les chevaux qui mangent lentement sont moins souvent en surpoids. Alors, oui, un filet ou une caisse à foin, c'est une bonne idée.

QU'EST-CE QUE LE FOIN DE GRAMINÉES ? EST-CE BON POUR MON CHEVAL ?

Le foin de graminées égrainé est un sous-produit de la culture de graminées pour le marché des semences. La plus grande partie des glucides non-structuraux de la plante se trouve dans les graines qui partent pour la graineterie. Les tiges se composent essentiellement de cellulose (glucides structuraux) et, une fois séchées, fournissent un fourrage peu énergétique convenant bien aux chevaux fourbus ou à ceux qui doivent perdre du poids. Ce foin a non seulement un apport énergétique réduit mais il demande aux chevaux de plus grands efforts de mastication. Ils produisent ainsi plus de salive ce qui contribue à une meilleure digestion. Les glucides structuraux stimulent le péristaltisme des intestins. Dans le contexte d'une fourbure, la santé des intestins est un facteur important.

Le foin de graminées présente cependant des inconvénients. Il contient moins de vitamines, minéraux, oligo-éléments et protéines que le foin habituel. Pour la production de semences on utilise parfois des plantes qui sont volontairement contaminées par un champignon qui fortifie la plante et la protège des attaques des insectes. Ce fongus produit malheureusement une mycotoxine qui est associée à la fourbure. Elle peut provoquer des réactions inflammatoires et a un effet vasoconstricteur. Demande à ton fournisseur de foin qu'il te fournisse la garantie que son foin est à base de plantes qui n'ont pas été contaminées par cet endophyte. Un troisième inconvénient du foin de graminées est que la plante est traitée pour éviter les maladies des semences. On fertilise beaucoup avec de l'engrais chimique et la culture se fait sur un sol épuisé par la monoculture. Des conditions qui ne sont pas idéales pour la production d'un « bon » foin.

LE FOIN ÉCOLOGIQUE EST-IL BON POUR MON CHEVAL ?

Foin d'herbage, foin de prairie naturelle, foin bio, foin écologique sont les termes utilisés pour désigner un foin récolté dans des zones naturelles où le sol est longtemps resté non-fertilisé. À cause de cela, la valeur nutritive, les taux en sucres et en minéraux de ce foin vont énormément varier et seront difficiles à estimer. Il risque également de contenir des plantes indésirables, voire toxiques. Par contre, la variété de sa composition peut être une bonne chose pour ton cheval. Mais il te faudra aussi le faire analyser pour en connaître la composition et la qualité.

LE VIEUX FOIN NE CONTENANT PRESQUE PLUS RIEN, JE POURRAIS EN DONNER À MON CHEVAL ?

Dès que l'herbe est fauchée, la photosynthèse (transformation de l'eau et du CO^2 en oxygène et en glucides) est interrompue et un processus inverse se met en route : les glucides sont convertis en eau et en gaz carbonique. Le phénomène se poursuit jusqu'au moment où le taux d'humidité passe au-dessous des 40%. Une herbe qui a pu sécher assez longtemps donne donc un foin contenant peu de glucides non-structuraux. Certains pensent qu'un foin qui est très vieux en contiendra encore moins mais ce n'est pas le cas. Un vieux foin aura avant tout moins de vitamines, notamment les vitamine A, D et E. La vitamine E est très importante et encore plus si ton cheval n'est pas à l'herbe mais seulement au foin.

EST-CE QUE JE PEUX DONNER DE L'ENSILAGE OU DU PRÉFANÉ ?

L'ensilage est un fourrage qui passe par un stade de fermentation permettant de le conserver. Il est emballé dans du plastique lorsque le taux d'humidité de l'herbe fauchée est encore supérieur à 70%. Il est très riche en protéines. Lors de la digestion, celles-ci sont décomposées en sous-produits ammoniaqués. Cela peut surcharger le foie et les reins et perturber la flore du gros intestin. Ce n'est pas l'idéal pour un cheval qui est fourbu ou qui peut facilement le devenir. Le préfané, lui, est emballé au moment où le taux d'humidité se situe entre 40% et 60%. Il est fauché lorsque l'herbe est plus haute et contient moins de protéines que l'ensilage. Son pourcentage de matière sèche est également plus élevé. Si tu veux donner du préfané, applique les mêmes critères de sélection que pour le foin : il doit avoir beaucoup de tiges et une texture grossière, les taux de glucides non-structuraux doivent être bas et la teneur en matière sèche aussi élevée que possible.

LA PULPE DE BETTERAVE RÉHYDRATÉE EST-ELLE BONNE POUR MON CHEVAL ?

La pulpe est ce qui reste de la betterave sucrière après l'extraction du sucre. Elle se compose de fibres alimentaires bien digestes. Celles-ci contiennent beaucoup de calories qui se libèrent lentement. Son taux en sucre et amidon est inférieur à 8%. Elle représente donc un aliment intéressant pour les chevaux fourbus ou sujets à la fourbure. Cependant, étant pauvre en vitamine A et en sélénium, elle ne doit pas être l'élément principal du régime de ton cheval. Elle contient aussi beaucoup de fer ce qui n'est pas excellent pour les chevaux qui ont une résistance à l'insuline. Maintenir un bon rapport entre le calcium et le phosphore peut aussi être difficile quand on donne beaucoup de pulpe de betterave. Le mieux est d'en discuter au préalable avec un nutritionniste.

JE VOUDRAIS DE TEMPS EN TEMPS DONNER UNE FRIANDISE À MON CHEVAL. LAQUELLE CHOISIR ?

Même si ton cheval adore les pommes, les bonbons, les morceaux de sucre et autres friandises, il n'en a pas besoin. Pour les chevaux fourbus, ces petites gourmandises sont même nocives. Si tu veux récompenser ton cheval ou lui faire plaisir avec quelque chose qui se mange, choisis plutôt parmi les options suivantes : un morceau de courgette, de potimarron, de concombre, une feuille de chou, une poignée de graines de tournesol ou de citrouille, des cacahuètes entières avec leur coque, des cosses de petit-pois.

CONDITIONS D'HÉBERGEMENT ET MOUVEMENT

JE VOUDRAIS AMÉLIORER LES CONDITIONS D'HÉBERGEMENT DE MON CHEVAL. COMMENT FAIRE ?

Si tu pouvais avoir 30 hectares de terrain non cultivé où ton cheval vivrait en troupeau et y trouverait sa nourriture tout au long de l'année, ce serait formidable ! Mais dans la pratique, la plupart des propriétaires ne disposent que d'espace, de temps et de ressources limités pour répondre aux besoins de leur cheval en ce qui concerne l'alimentation, les contacts sociaux et le mouvement. Que cela ne t'empêche pas d'essayer tout de même de faire pour le mieux. Il y a toujours moyen d'améliorer les conditions de vie de ton cheval et chaque pas dans la bonne direction compte. Avec un peu d'imagination et en t'associant à d'autres propriétaires tu peux réaliser de grandes choses. Essaie en tout cas qu'il passe le moins de temps possible enfermé. Le repos au box n'est pas une solution mais une des causes du problème. Le box limite les mouvements de ton cheval et gêne la circulation sanguine au niveau des sabots. Sans oublier le stress subi qui va entraîner une élévation des taux de cortisol et d'adrénaline. L'idéal serait que ton cheval puisse être 24/7 au pré avec un abri naturel ou artificiel. Il faut, bien sûr, t'assurer au préalable que l'herbe en question ne lui fait pas courir de risques et contient le moins de glucides possible. Si tu ne disposes pas d'un pré, mets ton cheval aussi souvent que possible dans un paddock ou dans le manège. En l'absence de paddock, tu peux éventuellement créer une solution temporaire en clôturant une portion de terrain. Si c'est absolument impossible tu peux peut-être faire une sorte de stabulation en reliant plusieurs boxes. Une description du concept de « paddock paradise » se trouve à la page 113.
Ce mode d'hébergement, est-ce qu'il y a de mieux pour un cheval fourbu.

À LA PENSION OÙ SE TROUVE MON CHEVAL, JE NE PEUX PAS LE METTRE AU PADDOCK AUSSI SOUVENT QUE JE LE VOUDRAIS. QUE FAIRE ?

Est-ce c'est parce que le gérant de la pension l'interdit ? Que tu n'as pas le temps de le sortir et le rentrer au paddock ? Ou bien est-ce totalement impossible ? Dans le premier cas, il faut en discuter avec lui autour d'une table. Explique-lui que pendant une certaine période, il faut absolument offrir à ton cheval la liberté de mouvement que nécessite sa guérison. Dans le second cas, demande l'aide d'autres propriétaires. Propose-leur par exemple de sortir leurs chevaux le matin et que eux rentrent le tien le soir. À plusieurs on arrive à faire avancer les choses. Si cela n'est pas possible pour d'autres raisons, tu peux peut-être utiliser la carrière pour y mettre ton cheval. Ou bien il est temps de chercher une autre pension où ton cheval pourra profiter de l'espace dont il a tant besoin. En attendant, pour qu'il ait du mouvement, va te promener avec lui, fais-lui faire du travail au sol ou des jeux.

LE GÉRANT DE LA PENSION NE VEUT PAS NOURRIR MON CHEVAL DIFFÉREMMENT DES AUTRES CHEVAUX. QUE DOIS-JE FAIRE ?

Il s'agit souvent d'un manque de connaissances plutôt que de mauvaise volonté. Explique-lui ce qu'il en est concernant les sucres, les types de foin, le foin trempé et la pulpe de betterave. Sois patient sans être réprobateur. Pense que quelqu'un qui gère correctement une pension depuis déjà 25 ans n'est pas forcément ouvert à une personne « qui débarque avec ses avis ». Tu peux lui prêter ce livre pendant une semaine. Ton vétérinaire peut aussi lui expliquer la nécessité médicale d'une alimentation adaptée. Certaines personnes sont plus sensibles à l'autorité d'un vétérinaire qu'aux souhaits d'un client.

Il se peut qu'il comprenne l'utilité d'un autre mode d'alimentation mais n'ait pas le temps de procéder autrement pour un cheval seulement. Propose-lui d'aider ou de te charger d'une autre de ses tâches pour compenser le temps qu'il passera à faire tremper du foin pour ton cheval. Tu peux aussi faire un échange de services avec un autre client de la pension. Qu'il s'occupe de remplir les caisses à foin de vos chevaux et toi tu organiseras le pâturage en bandes avec des piquets amovibles.

Il y a bien sûr des gérants de pension qui pensent que tout cela ne rime à rien. « Les chevaux ont toujours eu du grain et il n'y a aucune raison de changer ». La solution se trouve alors à la lettre « P » de pension équestre dans le bottin.

QU'EST-CE QUE C'EST, UN « PADDOCK PARADISE » ?

T'es-tu déjà promené dans un parc zoologique moderne où l'on a essayé d'imiter le plus possible les conditions de vie naturelles des animaux sauvages ? Avec le « paddock paradise », on essaye de faire la même chose. Un paddock paradise est un espace de vie aménagé de façon à répondre le mieux possible aux besoins naturels des chevaux pour ce qui est des contacts sociaux, de l'alimentation et du mouvement. Le concept s'appuie sur l'observation des chevaux sauvages qui, dans leur environnement naturel, suivent toujours les mêmes trajets pour se déplacer entre les points d'eau, les zones de pâturage, les sources de minéraux et autres endroits intéressants. À la base il s'agit d'une large piste qui suit le pourtour du terrain et qui s'ouvre ici et là sur de grands paddocks ou des parcelles de prairie. Sur cette piste, on peut placer toutes sortes d'éléments naturels et d'obstacles qui vont pousser les chevaux à se déplacer. Les points de distribution du foin, les points d'eau, les pierres à lécher, seront disposés de façon à être aussi éloignés que possible les uns des autres et on installe des abris ouverts ou naturels. On peut faire passer la piste à la lisière d'un bois ou le long d'un coupe-vent. Il y a souvent des pavés, des dalles de béton ou du gravier sur le trajet pour varier le type de sol. Si le cheval a les sabots sensibles, ce n'est pas le meilleur choix. Cela peut lui causer surcharge et douleur. Si ton cheval se trouve déjà dans un paddock paradise regarde si tu peux lui éviter de marcher à ces endroits difficiles en les clôturant ou en y disposant des tapis de caoutchouc.

SI MON CHEVAL EST AU BOX, FAUT-IL QUE J'Y INSTALLE DES TAPIS DE CAOUTCHOUC ?

Les sabots des chevaux fourbus leur font souvent plus mal lorsqu'ils sont sur une surface dure. Cela est dû à la pression plus forte s'exerçant alors sur une connexion lamellaire endommagée et un derme solaire parfois enflammé. Étant donné que tu ne peux laisser des hipposandales 24/7 à ton cheval, des tapis de caoutchouc peuvent être une solution provisoire. Choisis des tapis d'écurie drainants permettant à l'urine de s'écouler, pour éviter moisissures et bactéries et diminuer le risque de pourriture de la fourchette et maladie de la ligne blanche. Mais tu devras tout de même ôter régulièrement ces tapis pour tout bien nettoyer. Il ne faut pas oublier qu'ils ne représentent qu'une solution de secours au cas où tu n'aurais absolument pas d'autre alternative que d'enfermer ton cheval au box.

DOIS-JE METTRE DE L'ENGRAIS DANS LE PRÉ ?

Si les nutriments manquent, la croissance de la plante ne se fait pas correctement. Le taux de glucide augmente. Surtout s'il y a des carences en azote et en phosphore. L'azote est ingéré par le cheval lorsqu'il broute. La plus grande partie est éliminée dans les crottins et part dans l'atmosphère. Sur un sol pauvre en nutriments, l'herbe ne contiendra pas les vitamines et minéraux dont ton cheval a besoin ou bien il y aura un déséquilibre entre certains minéraux. Dans un pré où l'herbe pousse mal, il y a également risque de surpâturage et donc d'herbe riche en glucides.

Si fertiliser peut apporter une solution, ne t'amuses pas à bricoler toi-même avec les engrais. Commence par faire analyser le sol. Cette analyse te permettra de mieux voir ce qu'il contient, et les conseils du laboratoire t'indiqueront comment fertiliser de façon judicieuse. Ton objectif doit être d'équilibrer les nutriments afin d'obtenir une croissance normale. Tu ne veux pas que l'herbe se mette à pousser trop vite à cause de l'engrais. Ce que tu veux, c'est obtenir une plus grande diversité de plantes dans ton pré. Comme les conseils de fertilisation n'en tiennent pas forcément compte, indique-le clairement au laboratoire.

Si tu utilises de l'engrais chimique, ton cheval devra temporairement aller ailleurs. Les engrais chimiques sont toxiques et peuvent provoquer une fourbure liée au SRIS. Interdis l'accès du pré à ton cheval tant que la pluie n'a pas fait disparaître sous la surface l'engrais qui y a été répandu. Utilise de préférence des engrais naturels comme du fumier. Le compost et l'humus sont aussi des engrais sûrs. Mais la composition de ces types de produit ne peut pas être ajustée aux carences du sol. C'est un inconvénient.

ET SI JE TONDAIS LA PRAIRIE À RAS ?

Tu ne veux pas de plantes en fleurs ou en graines dans ton pré car les sommités fleuries et les graines sont riches en glucides non-structuraux. On sait que les chevaux les adorent et les recherchent. Pour éviter cela et éviter que l'herbe ne soit surpâturée, organise bien la gestion du pâturage avec chaque jour une bande d'herbe différente ou bien en faisant une rotation des parcelles.

Si tondre est la seule solution, fais-le avec discernement. Il ne sert à rien de tondre s'il n'y a pas encore de fleurs ou de graines, cela peut même faire augmenter le taux de glucides de l'herbe. Règle la hauteur de tonte de façon à ne couper que la sommité de la plante. Les pousses vont se multiplier et l'herbe va s'enraciner plus solidement. Tondre plus court ne sert à rien. Si tu tonds plus court, l'herbe va recevoir encore plus de lumière et augmenter sa production de GNS. Il va sans dire que les résidus d'herbe tondue ne doivent pas être donnés aux chevaux.

VAUT-IL MIEUX METTRE MON CHEVAL AU PRÉ LA NUIT OU PLUTÔT PENDANT LA JOURNÉE ?

On peut dire que la quantité de glucides est la plus basse entre minuit et dix heures du matin. Pour un cheval avec des problèmes hormonaux et sensible à la fourbure, lui donner accès au pré pendant cette période est une bonne idée. Mais si la température nocturne est inférieure à 5°C, le taux de glucides augmente. Aller au pré pendant les nuits froide est donc déconseillé.

J'AI UNE PARCELLE BOISÉE À CÔTÉ DU PRÉ. EST-CE QUE JE POURRAIS Y METTRE MON CHEVAL ?

Pendant la journée, l'ombre va ralentir l'élévation du taux de glucides de l'herbe. Un bois est très ombragé. L'herbe qui y pousse est donc souvent moins riche. Ton cheval y passera aussi plus de temps à chercher sa nourriture et mangera moins vite. Comme la nourriture arrive plus lentement et plus régulièrement dans le tractus digestif, les hydrates de carbone seront mieux digérés. Et puis ton cheval va faire plus d'exercice car un terrain boisé est plus accidenté que celui d'une prairie. Fais cependant attention à la présence éventuelle de tout ce qui pourrait être dangereux comme des plantes ou des arbres toxiques, des terriers de lapins, des souches ou de vieilles clôtures. Si ton cheval a les pieds extrêmement sensibles, ne le laisse pas encore marcher sur des terrains difficiles. Ou bien avec des hipposandales qui restent bien fixées.

MON CHEVAL VA SE RETROUVER TEMPORAIREMENT TOUT SEUL. QUE PUIS-JE FAIRE POUR LUI ÉVITER L'ENNUI OU LE STRESS ?

Un cheval que l'on sépare de son troupeau pour l'isoler va être perturbé. Le stress que cela entraîne n'est pas favorable à sa guérison. Outre l'effet décrit à la page 37, un cheval qui se retrouve seul peut, inquiet, se mettre à avoir des mouvements compulsifs. Cela va nuire à ses sabots. Fais en sorte qu'il puisse voir ses congénères ou que l'un d'entre eux lui tienne compagnie ou, à défaut, qu'il soit avec un mouton ou une chèvre. L'interaction sociale revêt une grande importance pour un cheval fourbu. Non seulement elle contribue à un environnement plus naturel et oblige le cheval à se déplacer, mais elle lui permet de se sentir mieux. Et qui se sent mieux guérit plus vite.

S'il n'est pas possible de lui offrir de la compagnie, sois auprès de lui le plus souvent possible pour le brosser, le caresser, jouer avec lui et lui parler. S'il est dans un box, accroche-lui un ballon ou un chou-rave. Cela ne fera pas de miracle mais cela aide certains chevaux à se distraire un peu. Jouer à attraper dans un seau d'eau des morceaux de pomme acide amuse aussi quelques chevaux.

QUAND MON CHEVAL POURRA-T-IL DE NOUVEAU MARCHER ?

Après avoir consulté ton vétérinaire, et à partir du grade 1 de l'échelle de Obel (voir p. 55), tu peux commencer à faire marcher ton cheval, prudemment et de façon contrôlée. Si tu ne sais pas avec certitude s'il se trouve au grade 1 ou au grade 2, essaie de voir comment il réagit au mouvement. S'il marche déjà mieux au bout d'une minute cela indique qu'il peut bouger un peu. Demande aussi à une personne extérieure si ses constatations rejoignent les tiennes pour avoir une vision objective. Ton point de vue risque en effet d'être faussé par le fait que tu as tellement envie que ton cheval aille mieux que tu risques de lui demander trop un peu trop vite.

Ne donne du mouvement à ton cheval que s'il a été au préalable correctement paré et de préférence en lui faisant porter des hipposandales avec des semelles confortables. Tu auras également identifié et supprimé la cause de la fourbure.

QUAND PUIS-JE RECOMMENCER À MONTER ?

Tu peux recommencer à monter ton cheval seulement s'il a atteint le grade 0 sur l'échelle de Obel. Mais ne t'imagine pas qu'un grade 0 est synonyme de « guérison complète ». Le degré de douleur ne reflète pas toujours l'état actuel des tissus du sabot qui peuvent être encore endommagés. La sole doit aussi avoir au moins un centimètre d'épaisseur. Ton professionnel des soins aux sabots pourra l'évaluer. Ton vétérinaire pourra le confirmer à l'aide de radios. Quoiqu'il en soit, au début, utilise des hipposandales avec des semelles. Augmente la durée et l'intensité des exercices lentement et graduellement. Commence par de courtes distances à une allure calme et modérée et n'en demande pas trop à ton cheval. Monte sur des terrains qui ne soient ni trop durs (asphalte), ni trop lourds (sable profond). Laisse ton cheval décider où il veut mettre les pieds. Sois attentif aux signes de douleur ou de fatigue et respecte-les dès qu'ils se manifestent. Monter, oui, mais à condition que cela apporte quelque chose à ton cheval avant de te faire plaisir à toi.

SOINS AUX SABOTS

MON CHEVAL PEUT-IL ÊTRE PIEDS NUS ?

Le cheval existe depuis cinq millions d'années. Il n'a pas marché sur ses sabots nus pendant environ cinq mille ans, donc un millième de son existence. Il serait très étonnant que, dans un laps de temps aussi bref, ses sabots aient subi une transformation telle qu'ils ne pourraient plus se passer de l'aide d'un humain équipé d'un marteau, d'une enclume et de quelques morceaux de métal. Heureusement, nous savons aujourd'hui que si les conditions de vie et l'utilisation d'un cheval sont revues à l'avantage de ce dernier, n'importe quel cheval sain peut marcher pieds nus. « Tous les cavaliers, coaches, parieurs des courses de trot, assureurs et sponsors sont-ils du même avis ? » est une question à laquelle nous ne répondrons pas dans ce livre.

Mais qu'en est-il de l'adjectif « sain » utilisé un peu plus haut ? Car toutes ces ferrures thérapeutiques modernes spécialement conçues pour les chevaux fourbus, elles servent bien à quelque chose ? Elles existent, c'est certain. Ce qui l'est moins, c'est le résultat que l'on devrait en attendre. La plupart visent essentiellement à combattre des symptômes ou s'appuient sur des hypothèses ou connaissances complètement dépassées concernant l'anatomie, les tissus et la biomécanique. Si certaines ferrures ont bien été conçues à partir des résultats de recherches scientifiques, ces recherches se concentraient sur un seul point. Que ce point soit amélioré ne fait pas disparaître comme par magie tous les autres inconvénients du ferrage. Par ailleurs, ces études n'ont quasiment jamais comparé un ferrage thérapeutique aux hipposandales et à l'approche pieds nus. Il faut avouer que les études approfondies sur les effets d'un parage correcteur de sabots fourbus sont encore très rares.

Maintenant que tu as adapté l'alimentation, le mode d'hébergement et l'exercice de ton cheval afin de répondre à sa nature et ses besoins, il ne te reste plus qu'à étendre cette approche aux soins de ses sabots. Un bon professionnel des soins aux sabots, avec des connaissances régulièrement mises à jour, sait très bien comment soigner un cheval fourbu sans avoir à utiliser de fers.

COMMENT PARER UN CHEVAL FOURBU ?

Le parage d'un sabot fourbu ne diffère pas énormément de celui d'un sabot sain. Le professionnel averti va, dans les deux cas, commencer par équilibrer le pied, corriger sa forme et optimaliser la répartition des forces. Le cheval s'en trouvera immédiatement soulagé et récupérera plus rapidement grâce aux améliorations apportées ainsi au mécanisme du pied. En résumé, l'objectif du parage est de stimuler la pousse d'une boîte cornée saine autour des parties internes. La boîte cornée est un peu comme une chaussure. Si cette chaussure lui va mieux, ton cheval marchera mieux et guérira plus rapidement.

Étant donné que l'arrière du sabot n'est en général pas affecté par la fourbure, on cherche à ce que cheval y reporte son poids. Cela apporte un bon amortissement, améliore l'irrigation sanguine et assure un bon déroulé du sabot. Un deuxième objectif important du parage est de supprimer la pression subie par la connexion lamellaire endommagée afin que celle-ci puisse enclencher son processus de guérison. Nous ne voulons pas non plus que la pointe de l'os du pied appuie sur la sole. En ce qui concerne ces deux derniers points, il faut donc faire en sorte que l'os du pied se trouve en position parallèle au sol dès que le cheval prend appui sur son sabot en marchant. Il est impossible de décrire en une page A5 tous les détails de ce qu'il faut faire, mais cela revient en gros à :

- Maintenir les talons bas pour les aligner le plus rapidement possible sur la partie la plus large de la fourchette, avec éventuellement un léger biseau. Ce, pour favoriser un poser du pied en talon. L'os du pied viendra ainsi se mettre en position parallèle au sol.
- Supprimer la pression en quartiers (les côtés) afin d'améliorer la condition des cartilages ungulaires.
- Raccourcir et arrondir la paroi en pince. Le fait qu'elle ne soit plus en contact avec le sol permet de soulager la connexion lamellaire endommagée. Si nécessaire, on râpe en partie le coin nécrotique (voir p. 28).
- Pour la même raison, on ôtera les parties évasées.
- Ne pas toucher à la sole afin de protéger le plus possible l'os du pied.

- Raccourcir les barres afin de diminuer la pression sur les tissus sous-jacents du pied.
- Conserver à la fourchette sa fonction d'amortissement et de support. Le professionnel des soins aux sabots ôtera les parties qui obstruent les lacunes car les saletés ne doivent pas s'y accumuler.
- Couper et désinfecter les parties de la fourchette ou de la ligne blanche abîmées par des bactéries ou des mycoses.

À QUEL RYTHME FAUT-IL PARER MON CHEVAL ?

Les sabots d'un cheval fourbu doivent être parés bien plus souvent que ceux d'un cheval en bonne santé. Au début, ton professionnel des soins aux sabots passera toutes les trois semaines. Plus tard ce sera toutes les cinq semaines. Il sera peut-être nécessaire que tu passes toi-même un coup de râpe entre deux de ses visites. Ton professionnel des soins aux sabots t'expliquera exactement ce que tu dois faire ou ne pas faire.

Tant que le sabot n'aura pas retrouvé sa forme et son équilibre, les forces s'exerçant sur les parties malades entretiendront le problème. Ton professionnel des soins aux sabots veut y remédier le plus rapidement possible. Voilà pourquoi il te proposera de venir aussi souvent. Le remède ne devant pas être pire que le mal, il ne va donc pas, par exemple, abaisser des talons trop longs en une fois, mais par étapes. Il va ainsi éviter d'augmenter brutalement la tension exercée par le tendon fléchisseur profond du doigt. Il se peut également que le sabot soit tellement déformé que cela entrave sa vascularisation. Certains acides aminés essentiels pour sa croissance n'atteignant plus toutes les parties du sabot, ton cheval va avoir alors des pieds en forme de cloche avec des talons très longs. Un parage fréquent permettra de résoudre ce problème.

Faire venir si souvent un professionnel des soins aux sabots a un coût certain, mais il t'en coûtera bien plus cher si tu ne le fais pas. Mégoter sur les soins aux sabots ne fait qu'en retarder la guérison. Les factures de vétérinaire vont alors s'accumuler et elles sont bien plus élevées que celles d'un professionnel des soins aux sabots.

QUELLES DIFFÉRENCES Y A-T-IL ENTRE PARAGE NATUREL, PARAGE PHYSIOLOGIQUE ET PARAGE TRADITIONNEL ?

Il existe toutes sortes de dénominations pour différentes façons de parer. Chaque méthode connaît ses partisans fanatiques qui vont dénoncer les ravages exercés par ceux de l'autre camp. Les professionnels traditionnels (les maréchaux-ferrants) sont accusés de parer tous les sabots comme s'ils allaient y poser un fer. De leur côté, ils disent devoir sans cesse réparer les dégâts de soi-disant pareurs naturels ayant seulement suivi un stage de deux jours. Les pareurs physiologiques se livrent une guerre de clochers sur la hauteur des talons ou le parage ou non de la fourchette. Si tu aimes le drame, participe à ces discussions.

Si ce qui compte pour toi sont les résultats, contente-toi plutôt d'observer les connaissances, les compétences et l'expérience de celui qui pare ton cheval. Son approche est-elle moderne et se tient-il au courant des dernières études en son domaine ? Connaît-il bien l'anatomie et le fonctionnement du pied ? Les sabots de ton cheval vont-ils mieux depuis qu'il s'en occupe ? Peut-il t'expliquer ce qu'il fait et pourquoi il le fait ? Si tu as répondu « oui » à ces quatre questions, tu as sans doute trouvé le bon pareur pour ton cheval. Et le nom qu'il se donne n'a aucune importance.

UN PROFESSIONNEL DES SOINS AUX SABOTS EST-IL DIFFÉRENT D'UN MARÉCHAL-FERRANT ?

Pareur, maréchal-ferrant, spécialiste « natural balance » ou même podologue équin, ne sont que des termes désignant des personnes soignant de façon professionnelle les sabots des chevaux ; des collègues en quelque sorte. Une personne qui vient avec une pince à parer, une râpe et une reinette s'occuper des sabots d'un cheval, est un professionnel des soins aux sabots. Ceci est donc le terme général pour tous les désigner. Poser une ferrure est le travail d'un maréchal-ferrant. Cette ferrure peut être en métal ou en synthétique et le maréchal-ferrant peut essayer avec celle-ci d'imiter le pied-nu. Comme ce livre se base sur des sabots non ferrés, nous utilisons le terme de « professionnel des soins aux sabots » pour désigner tous ceux qui soignent les pieds sans y clouer ou coller des objets. Les hipposandales font donc partie de l'approche pieds nus. Elles peuvent être retirées et rangées après utilisation.

COMMENT TROUVER UN BON PROFESSIONNEL DES SOINS AUX SABOTS ?

On dit que la confiance est une chose qui se gagne difficilement et se perd facilement. Les bons professionnels des soins aux sabots ont souvent des années d'expérience. Cela ne veut pas dire que ceux qui débutent ne sont pas bons, mais dans le cas d'une grave fourbure, mieux vaut choisir quelqu'un ayant déjà soigné de nombreux cas. S'il a quantité de clients satisfaits, c'est un gage de confiance. Renseigne-toi pour avoir des avis sur son travail. Une personne qui travaille bien est souvent conseillée de tous côtés ; les mauvaises sont rapidement identifiées. Et si ta meilleure amie dit que son maréchal-ferrant est très gentil, toujours à l'heure, pas trop cher et super avec les chevaux, cela ne garantit pas qu'il sache comment soigner les sabots d'un fourbu.

Si tu as trouvé quelqu'un, n'hésite surtout pas à lui demander au préalable comment il s'y prend pour soigner un fourbu. Si tu connais dans les grandes lignes, la façon dont on pare un sabot fourbu et que ce professionnel des soins aux sabots te sert une histoire totalement différente, demande-lui des explications. Ne le renvoie pas tout de suite, mais laisse-le t'expliquer les motifs de son approche. Réfléchis à ses explications et demande éventuellement à d'autres personnes ce qu'elles en pensent. Demande-lui aussi si tu peux voir les sabots de chevaux de ses clients. À condition, bien sûr, que le client concerné soit d'accord. L'avis de vétérinaires de la région avec qui ce professionnel des soins aux sabots a déjà collaboré peut être utile.

MON CHEVAL A TELLEMENT MAL QU'IL NE DONNE PAS SON PIED AU PROFESSIONNEL DES SOINS AUX SABOTS. QUE FAIRE ?

Quand on pare un sabot fourbu, il faut savoir prendre son temps et avoir un plus grand souci du détail que lorsqu'il s'agit un sabot sain. Un cheval qui bouge sans cesse parce qu'il a mal ne va pas faciliter le travail. Si ton cheval souffre trop pour donner un antérieur, tu peux lui mettre une hipposandale à l'autre pied pour le soulager. Tu peux aussi utiliser un repose genoux de jardin, un morceau de panneau d'isolation, une épaisseur de paille où il posera son autre pied pour plus de confort. S'il ne peut vraiment pas se tenir sur trois jambes, construis-lui un système de soutien. Assure-toi que cette construction soit suffisamment solide. Certains professionnels des soins aux sabots possèdent un travail mobile. Ceux-ci peuvent également être loués.

Demande à ton vétérinaire s'il y a un anesthésique léger que tu pourrais lui donner. Dans certains cas, cela ne sera pas suffisant. Ton vétérinaire devra donc venir au moment du rendez-vous avec le professionnel des soins aux sabots, afin d'injecter un anesthésiant à ton cheval. L'avantage de cette situation est que ces deux professionnels pourront échanger leurs avis sur l'état de ton cheval. Et si ce dernier souffre tant, il vaut peut-être mieux le faire soigner en clinique. Demande à ton vétérinaire ce qu'il en pense.

MON CHEVAL RESTE SENSIBLE, PARFOIS MÊME BOITEUX APRÈS LE PARAGE. EST-CE NORMAL ?

Dans un sabot fourbu, les problèmes sont multiples. Le parage va modifier les forces s'exerçant sur les tissus malades comme sur les tissus sains. Le cheval peut avoir du mal à s'y habituer ou à passer cette période. Il va peut-être rester un peu sensible pendant un certain temps. Un bon professionnel des soins aux sabots peut le prévoir et va te prévenir. Il va aussi t'expliquer ce qui provoque cette sensibilité et combien de temps il pense qu'elle va durer. L'idéal serait bien sûr que ton cheval n'ait pas à en souffrir. Ton professionnel des soins aux sabots peut te conseiller d'utiliser des hipposandales pour le soulager.

Mais après un parage, ton cheval ne devrait pas être raide boiteux. Si c'est le cas, le parage a été soit trop radical, soit trop prudent. Raccourcir en une seule fois de très hauts talons, c'est chercher les ennuis. Ne pas raccourcir suffisamment les barres de sorte qu'elles vont continuer d'appuyer sur les tissus mous du sabot, va entretenir la douleur. La boiterie peut être le résultat de l'ignorance ou du manque de compréhension ou d'expérience du professionnel des soins aux sabots. C'est très ennuyeux, mais tu dois lui en parler. Pas pour lui dire comment il devrait travailler, mais pour exprimer que tu ne trouves pas normal que ton cheval boite après chaque parage. Ne te laisse pas intimider par une réponse du genre : « qui est le pro ici ? » car un bon professionnel ne fait jamais boiter un cheval en le parant.

Soyons honnête. Tu as peut-être ta part de responsabilités. Le professionnel des soins aux sabots a parfois besoin de radios pour bien évaluer ce qu'il doit faire. S'il le demande et que tu refuses de les faire, demande-toi alors à qui revient la faute si ton cheval boite après un parage. Ton professionnel des soins aux sabots a dû travailler plus ou moins au pifomètre. Suis donc bien ses conseils en étant conséquent. Ne pas monter, signifie ne pas monter. Si tu t'assois tout de même sur ton cheval et que cela tourne mal, ne le reproche pas à quelqu'un d'autre.

QUE PUIS-JE FAIRE MOI-MÊME ENTRE DEUX VISITES DE MON PROFESSIONNEL DES SOINS AUX SABOTS ?

Le parage d'un sabot fourbu demande de l'expérience, du savoir-faire, des connaissances et des compétences que ne possèdent pas la plupart des propriétaires de chevaux. Tout simplement car c'est souvent la première fois qu'ils ont affaire à un tel sabot. C'est pourquoi tu fais appel à un pro, même si tu pares déjà les pieds de tes autres chevaux. Mais en accord avec ton professionnel des soins aux sabots, tu peux faire des choses utiles entre deux de ses passages. Il peut t'expliquer comment maintenir le sabot assez court en pince afin que celle-ci ne soit pas en contact avec le sol. Cela permet de supprimer toute pression sur la connexion lamellaire endommagée et d'accélérer la guérison. La même chose en ce qui concerne les évasements (voir p. 28). Certaines complications comme une pourriture de la fourchette ou une maladie de la ligne blanche (voir p. 127) doivent être traitées quotidiennement. Tu peux t'en charger une fois que ton professionnel des soins aux sabots aura coupé tout cela proprement et mis en route un traitement. Il t'indiquera quels produits utiliser.

Ne t'amuse pas à couper ou râper un sabot fourbu de ta propre initiative. Tu risques fort de faire plus de dégâts que tu ne le voudrais. Demande à ton professionnel des soins aux sabots si tu peux faire quelque chose et surtout comment procéder. Demande-lui aussi de contrôler ton travail.

MON CHEVAL A MAINTENANT UN ABCÈS. EST-CE NORMAL ? QUE DOIS-JE FAIRE ?

Quand le sabot est moins bien irrigué, à cause par exemple d'une accumulation de liquide (œdème), les tissus nécrosés et le sang s'évacuent plus difficilement. Ils s'infectent et causent un abcès. Ce type d'abcès survient un à deux mois après le début de la fourbure et apparaissent en couronne, dans la ligne blanche ou au-dessus des glomes.

S'il y a une bascule ou une affaissement de l'os du pied (voir p. 31), celui-ci exerce une pression depuis l'intérieur sur la sole, ce qui contribue à nécroser du tissu. Une bleime peut également apparaître. À l'endroit de la bleime, la qualité de la corne solaire est moins bonne. Des bactéries peuvent la pénétrer et provoquer un abcès. Ce risque est encore plus élevé lorsque la sole est très fine. Les bactéries peuvent également pénétrer le sabot par la ligne blanche élargie ou le coin nécrotique (voir p. 28).

Soigner un abcès du sabot est du ressort du vétérinaire. Malheureusement, on a pris l'habitude de demander aux professionnels des soins aux sabots de s'en charger. Or, leur outillage n'est pas stérile et ils ne peuvent assurer le suivi nécessaire. Si les choses se passent mal tu vas te retrouver avec de nouveaux abcès, une infection ou une septicémie. Après que le vétérinaire ait ouvert l'abcès, tu peux te charger de garder la blessure bien propre et de changer le pansement. Le vétérinaire t'expliquera comment faire. Le trou dans la paroi, créé par un abcès qui s'est ouvert au niveau de la couronne, migrera vers le bas en suivant la pousse de la corne. Surveille-le bien. Il est possible qu'un champignon s'y installe. Traite-le alors avec un fongicide. La plupart du temps, un peu de vinaigre blanc de cuisine auquel tu auras ajouté quelques gouttes d'huile essentielle d'arbre à thé suffiront.

Il vaut mieux éviter d'ouvrir un abcès et attendre plutôt qu'il mûrisse et sorte de lui-même. Afin d'accélérer le processus de maturation, certains font tremper le pied dans de l'eau chaude additionnée de savon de Marseille. Bien que cela soit efficace, n'oublie pas que la sole et la ligne blanche vont en être affaiblies. Le risque que des bactéries pénètrent le pied est alors plus élevé.

LA MALADIE DE LA LIGNE BLANCHE, QU'EST-CE QUE C'EST ? DOIS-JE LA TRAITER MOI-MÊME ?

La maladie de la ligne blanche est une atteinte de la paroi à la fois par des bactéries et des champignons. Cette infection ne peut survenir que lorsque la qualité de la corne de la paroi est déjà amoindrie. Les bactéries et champignons ne sont donc pas les principaux responsables. C'est au professionnel des soins aux sabots de traiter ce problème. Il lui faudra souvent enlever une grosse partie de la paroi. Tu devras ensuite traiter régulièrement la zone endommagée. Il existe toute une variété de produits à cette fin. Ton professionnel des soins aux sabots ou ton vétérinaire choisira le produit le plus approprié en fonction de la gravité des dommages. Ne choisis pas toi-même un truc au hasard. Plus le produit est agressif, plus on risque de léser ou de déshydrater le tissu sain ou la nouvelle corne.

Il vaut toujours mieux prévenir que guérir. Essaie de trouver pourquoi la qualité de la corne s'est dégradée. L'alimentation est souvent en cause. Une carence de certains oligo-éléments et acides aminés, des déséquilibres entre le fer, le cuivre, le zinc et le manganèse, sont à mettre en relation avec une corne de mauvaise qualité. Des causes mécaniques comme une paroi trop longue ou des défauts d'aplombs qui surchargent la paroi peuvent créer des dommages et une porte d'entrée aux champignons. Dans le cadre d'une fourbure, la déformation de la paroi fait partie des causes connues.

Les crottins et l'urine agressent les kératinocytes. Un sol trop humide ramollit la sole et la ligne blanche tandis que des sabots trop secs peuvent facilement se fendre. Le champignon profitera immédiatement de ces occasions. Les trous laissés par les clous d'une ferrure sont souvent le point de départ d'une maladie de la ligne blanche.

MON CHEVAL DOIT-IL AVOIR DES HIPPOSANDALES ?

Oui, nous voulons de préférence voir tous les chevaux pieds nus.
Non, utiliser des hipposandales n'ôte rien à la chose. Les hipposandales sont un outil permettant de traverser plus facilement, rapidement et sans douleur la première étape vers la guérison. Au bout d'un certain temps tu n'en auras plus besoin. Pouvoir bouger sans avoir mal améliore la vascularisation du pied, ce qui va accélérer le développement de tous les tissus dans le sabot. Grâce au mouvement, l'œdème va disparaître plus rapidement. Les abcès apparaissent moins souvent chez les chevaux qui ont des hipposandales. Et n'oublions pas que le mouvement permet de brûler les glucides et donc de perdre du poids. Il augmente également la sensibilité à l'insuline.

Avec des hipposandales tu pourras retravailler ton cheval plus rapidement. L'idée d'une récupération rapide peut stimuler ta motivation. Cela ne peut être que bénéfique pour ton cheval. Grâce aux hipposandales, certains arrivent enfin à se sortir du cycle incessant de fourbure-guérison-rechute de fourbure. Ce ne sera pas la première fois que des hipposandales évitent l'euthanasie à un cheval.

L'avantage de celles-ci est de pouvoir être mises et retirées à volonté, ce qui permet de parer les sabots régulièrement. Le professionnel des soins aux sabots ou le vendeur d'hipposandales peuvent proposer différentes semelles ayant un effet protecteur et amortisseur pour les pieds douloureux de ton cheval. On peut couper ou râper l'extérieur de la semelle de l'hipposandale pour ajuster parfaitement le point de déroulement du pied (parfois aussi appelé le point de bascule).

QUELLES HIPPOSANDALES DOIT-IL AVOIR ?

Heureusement, il est bien loin, le temps où tu ne pouvais choisir qu'entre deux marques et trois modèles. Il existe maintenant toutes sortes d'hipposandales. Certaines marques proposent des modèles thérapeutiques. Ces derniers ne sont pas faits pour monter mais sont idéaux pour traverser la première phase de guérison. On peut aussi adapter d'autres hipposandales de toutes sortes de façons. Il existe des modèles pour une utilisation normale ou pour une utilisation intensive. Il y en a de très chères et d'autres relativement bon marché. Impossible de répondre précisément à cette question. Un bon professionnel des soins aux sabots ou un vendeur spécialisé pourra te conseiller sur ce qui convient le mieux à ton cheval. Demande à d'autres quelle a été leur expérience. Il existe des pages sur Facebook ainsi que des sites web entièrement consacrés à ce sujet.

COMMENT TROUVER LA BONNE TAILLE D'HIPPOSANDALES ?

Des hipposandales de la mauvaise taille vont être difficiles à enfiler, frottent sur la couronne, les glomes et le creux du paturon et tu risques de les perdre en montant. Tu veux donc acheter des hipposandales qui vont bien. Pour commencer, prends les mesures des pieds de ton cheval. Fais-le lorsqu'il est correctement paré et que le parage ne date pas de plus de deux semaines. Les tailles se basent sur la longueur et la plus grande largeur du sabot. La longueur se mesure de la pince à l'arrière des talons. Ne mesure donc pas jusqu'à l'arrière des glomes. La partie la plus large du sabot se mesure exactement à mi-chemin entre la pointe de la pince et l'extrémité des barres et de la lacune médiane. Si tu le demandes gentiment à ton professionnel des soins aux sabots, lui qui en a l'expérience pourra sans doute le faire pour toi.

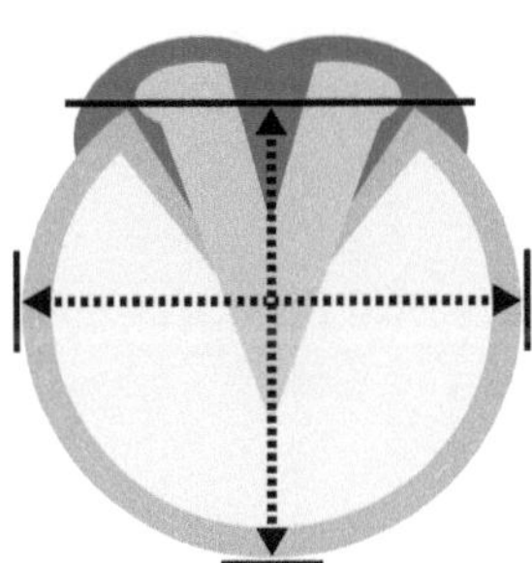

Les différentes tailles se chevauchent toutes un peu. Si la longueur et la largeur des sabots de ton cheval correspondent chacune à des tailles différentes, le mieux est de choisir la plus grande. S'il y a plus d'une taille de différence entre ces deux mesures, regarde si un autre modèle ou une autre marque correspond mieux à ce que tu cherches. Il existe même aujourd'hui des « bootfitters » qui peuvent t'aider si ton cheval a des pieds particulièrement difficiles à chausser.

Le problème qui se pose dans le cas d'une fourbure est que la forme du sabot risque de beaucoup changer. Des hipposandales qui vont aller au moment où la ligne blanche est beaucoup plus élargie risquent de ne plus être à la bonne taille au fur et à mesure de la guérison du sabot. Une bonne chose pour ton cheval, une moins bonne chose pour ton porte-monnaie. Cela ne doit pas être un obstacle. Tu peux arriver à réduire les frais en achetant des hipposandales d'occasion. Fais attention à ce qu'elles ne soient pas usées en biais.

PEUT-ON LAISSER DES HIPPOSANDALES EN PERMANENCE ?

Les hipposandales ne sont pas faites pour être portées 24 h/24. Si tu veux tout de même essayer de le faire, choisis un modèle léger. Elles doivent aller à la perfection et ne pas causer de frottements. L'eau doit s'évacuer facilement. Tu peux éventuellement protéger la couronne et les glomes avec un bandage autocollant, des chaussettes ou un peu de vaseline.

Il existe à l'heure actuelle des protections de sabot qui sont à mi-chemin entre hipposandales et ferrure collée. Cela ressemble à une hipposandale que l'on collerait. Leur inconvénient c'est qu'elles ne permettent pas de parer régulièrement mais leur avantage est d'offrir une protection 24 h/24. Ton professionnel des soins aux sabots ou ton bootfitter pourront t'en dire plus à ce sujet.

POURQUOI LES HIPPOSANDALES SONT-ELLES SI CHÈRES COMPARÉES À DES FERS ?

Elles coûtent cher car leur processus de production est bien plus complexe que celui des fers. On utilise différents matériaux et tout doit être parfaitement ajusté. Si elles coûtent cher, les hipposandales sont cependant plus avantageuses que des ferrures. Les fers s'usent à chaque pas de ton cheval ; les hipposandales, tu les retires quand tu ne les utilises pas. Elles durent donc plus longtemps. De nombreux modèles sont fabriqués de façon à ce qu'il soit possible de remplacer des éléments.

DE QUELLES FERRURES THÉRAPEUTIQUES DISPOSE-T-ON ? SONT-ELLES UTILES ?

On soigne la fourbure depuis longtemps à l'aide de ferrures thérapeutiques. Le maréchal utilise des fers ouverts en pince, des fers inversés, des fers supposés imiter le pied nu, des fers ovales, des fers en cœur et des fers qui modifient la hauteur de talon ou le point de déroulement du sabot. Nous avons déjà expliqué que l'objectif de ces types de ferrures était de faire disparaître les signes cliniques. Il est vrai que certaines ferrures peuvent avoir un effet positif sur un des éléments de l'anatomie du sabot ou sur le fonctionnement biomécanique d'un tissu. Mais tous les inconvénients de la ferrure ne disparaissent pas pour autant. Et ils sont nombreux. Le mécanisme du pied n'est plus optimal alors qu'il est essentiel pour la guérison. De plus, toute la force avec laquelle les sabots se posent sur le sol est transmise par les fers à la connexion lamellaire. Cette dernière étant endommagée, elle n'est pas capable de l'encaisser (c'est également le cas dans un sabot sain). C'est-ce que nous appelons une charge périphérique.

Voici quelques-uns des inconvénients de la ferrure :

- On ne peut pas râper la paroi entre deux ferrages. Elle va donc rapidement être trop longue et exercer une force de levier sur la connexion lamellaire endommagée.

- La sole qui ne touche pas assez le sol, ne va donc pas durcir suffisamment alors que l'on cherche justement à obtenir une sole solide, capable d'apporter une protection à l'os du pied qui pousse contre elle depuis l'intérieur.
- La sole d'un sabot ferré est moins flexible, ce qui augmente le risque de bleime et d'abcès.
- Un fer en cœur exerce une pression continue sur le coussinet digital. Celui-ci a justement besoin qu'il s'exerce sur lui alternativement pression et décompression pour rester en bonne santé.
- Un fer dont les branches ou les éponges sont plus épaisses pour réduire la tension sur le tendon fléchisseur profond du doigt va augmenter la pression sur la pointe de l'os du pied et sur la connexion lamellaire à l'avant du sabot. En outre, le muscle fléchisseur profond du doigt auquel le tendon est attaché va s'adapter à cette nouvelle tension et finalement, les forces exercées sur l'os par le tendon reviendront à ce qu'elles étaient avant. Surélever les talons est une solution temporaire qui, hélas, est bien souvent appliquée trop longtemps.
- Les sabots sont moins sensibles. Ton cheval ne sent pas le sol sur lequel il marche. Il trébuche plus souvent et glisse parfois. Pour un cheval fourbu cela est douloureux et il va finir par se déplacer moins qu'il n'aurait besoin de le faire.

Si tu veux tout de même ferrer ton cheval malgré ces inconvénients, choisis un fer synthétique plutôt que métallique et de la colle plutôt que des clous.

L'IDÉE DE DÉFERRER MON CHEVAL M'ANGOISSE. DOIS-JE VRAIMENT LE FAIRE ?

Il peut paraître bizarre de déferrer un cheval lorsqu'il est fourbu. Tu penses que tu lui ôtes ce qui lui reste de protection. Pourtant c'est la meilleure chose à faire. Réalise bien que l'inconfort qui peut apparaître est causé par les années de ferrure qui ont précédé et par la fourbure, pas au fait de le déferrer. Le pied a été mal irrigué pendant toute cette période et la qualité des tissus internes en a énormément souffert. La sole et la fourchette ne sont pas bien développées et donc sensibles. Et si le cheval a été ferré depuis son plus jeune âge, la croissance du coussinet plantaire et des cartilages ungulaires n'a pas pu se faire correctement. Le mot magique encore une fois : hipposandales. Si tu avais mal aux pieds, que choisirais-tu de faire ? Enfiler des chaussures aux semelles souples et amortissantes ou bien crapahuter dans des sabots de métal ? C'est exactement la même chose pour ton cheval. Et quand il n'a pas ses hipposandales, installe le sur un sol confortable. Demande à un professionnel des soins aux sabots de lui ôter ses fers. C'est lui qui va maintenant lui parer les sabots de façon à ce qu'il guérisse le plus rapidement possible.

ET SI MON CHEVAL NE PEUT VRAIMENT PAS SE PASSER DE FERS ?

Un cheval dont on dit qu'il ne peut vraiment pas se passer de fers est la plupart du temps un cheval avec de sérieux problèmes hormonaux ou des tissus internes gravement endommagés ou les deux. Et on ne résoudra ni l'un ni l'autre avec un morceau de métal. Dans quasiment tous les cas, il a un propriétaire qui ne peut ou ne veut pas lui proposer les conditions de vie qui lui seraient nécessaires pour avoir de bons pieds nus. Malheureusement, ce type de propriétaire va rarement assumer sa part de responsabilité. Et si le maréchal ajoute que le cheval sera mieux avec des prothèses métalliques, tout espoir de guérison avec des pieds nus s'évanouit.

ET UNE FERRURE COLLÉE ? EST-CE MIEUX QUE DES FERS, DES PIEDS NUS OU DES HIPPOSANDALES ?

Ce qui est le mieux pour les sabots du cheval se classe dans cet ordre : les pieds nus, les hipposandales, la ferrure collée, les fers en métal. Une ferrure collée peut être entièrement en synthétique ou avoir une base en métal. La première est meilleure que la seconde. Il vaut mieux coller que clouer. La ferrure synthétique présente nombre des inconvénients de la ferrure métallique mais dans une moindre mesure. Les hipposandales connaissent aussi certains de ces inconvénients. La force d'inertie par exemple (ce que tu sens dans une voiture qui prend un virage serré) qui agit sur les os, les articulations et les capillaires. Quoique le cheval, durant la période de rétablissement, ne va sans doute que marcher au pas. Il n'y aura donc pas trop de force d'inertie. Il y a une charge périphérique comme décrite à la page 131. Avec une ferrure collée, ton cheval ne sent pas bien le sol et risque de trébucher plus souvent. Tu ne vas pas non plus pouvoir passer régulièrement un coup de râpe pour raccourcir la pince et les talons. Une ferrure, de quelque matériau qu'elle soit, augmente la longueur de la pince et du même coup l'effet de levier s'exerçant sur une connexion lamellaire douloureuse. Par ailleurs, la pose d'une ferrure à coller demande beaucoup de temps et de manipulations au professionnel des soins aux sabots. Le sabot doit être parfaitement propre, archi-sec et pas trop froid. Mais bon, c'est le problème du professionnel.

J'AI MIS DES PHOTOS DES SABOTS DE MON CHEVAL SUR FACEBOOK. TOUS LES AVIS SE CONTREDISENT. QUE DOIS-JE FAIRE ?

Pour plus de sûreté, relis la réponse à la question « Qui dois-je croire ? » à la page 89. Les avis contradictoires sont pratiquement toujours donnés avec les meilleures intentions du monde. Le fait est, que tu ne dois pas te fier à un conseil donné à partir de deux ou trois photos prises avec ton téléphone. Pour commencer, il est difficile de faire des photographies de sabots donnant un bon aperçu de ce qui s'y passe. Ce qui semble ne pas être droit sur la photo peut l'être tout à fait en réalité et vice-versa. Il est par ailleurs assez compliqué de donner toutes les informations requises pour un conseil éclairé. Les spécialistes du web vont se bousculer sous ton message, leurs questions et remarques vont se croiser sans que tu aies le temps de répondre à tout et à tous. Ce qui ne gênera personne pour porter un jugement. Parmi les conseillers se trouvent des personnes avec des années d'expérience et d'autres qui n'y connaissent rien. Mais impossible pour toi de les distinguer. Et aucune de ces personnes ne voit ton cheval en chair et en os ou n'a l'occasion de prendre son sabot en main pour l'examiner.

Bien sûr qu'un deuxième regard ne peut pas faire de mal. Ces conseils vont peut-être t'aider à voir les choses sous un autre jour. C'est bien. Mais si tu as des questions ou des doutes sur les sabots de ton cheval, parles-en d'abord avec ton professionnel des soins aux sabots ou un de ses collègues. Tu peux aussi aller suivre un stage. Cela te permettra d'apprendre des tas de choses sur les sabots et sur le parage. Les discussions avec ton professionnel des soins aux sabots seront alors plus aisées et tu sauras mieux faire le tri parmi tous les conseils des facebookeur.

ET MOI ?

COMMENT COMMUNIQUER AVEC LE VÉTÉRINAIRE ET LE PROFESSIONNEL DES SOINS AUX SABOTS ?

« Le statut du vétérinaire est supérieur. Sa parole fait loi. Il a fait de longues études et a guéri de nombreux chevaux fourbus. Ton avis ne l'intéresse donc pas vraiment ». « Le maréchal-ferrant est un type bourru qu'il ne faut pas fâcher en voulant lui expliquer comment il doit faire son travail ».

Deux lieux communs que tu entendras bien souvent. Alors qu'en vérité, si ces types caricaturaux se rencontrent parfois, j'ose espérer qu'ils ne s'approcheront pas de ton cheval. Les bons vétos et les bons professionnels des soins aux sabots écoutent avec attention ce que leurs clients ont à leur dire. Tu vois ton cheval chaque jour, tu connais ses particularités, tu sais comment il se comporte habituellement et tu remarqueras tout de suite les changements de son caractère. En d'autres mots : tu vois ce que eux ne voient pas.

Alors, pour répondre à ta question : engage le dialogue. Discute de préférence en personne ou au téléphone. Un message écrit peut être mal interprété et ne te donne pas la possibilité de préciser ou corriger ce que tu veux dire. Sois clair tout en restant amical et respectueux dans ta façon de t'exprimer. Prépare ce que tu vas dire. Note à l'avance les questions que tu veux poser. Expose tes attentes et demande si elles sont réalisables. Écoute attentivement les réponses que l'on te donne et note-les. Si tu ne comprends pas une réponse, dis-le. Évite les « oui mais ». Opte plutôt pour : « vous me dites que mon cheval va un peu mieux mais je ne constate pas d'amélioration. Y a-t-il quelque chose qui nous échappe à tous les deux ? ». N'oublie pas que tu considéres ton cheval de façons tout à fait différentes. Son point de vue est professionnel tandis que toi, tu as un lien émotionnel très fort avec ton animal. Il peut être utile de le rappeler de temps en temps.

Si tu te trouves submergé par trop d'informations, dis-le. Tu as besoin de temps pour digérer toutes ces explications et les professionnels ont tendance à l'oublier. À la fin d'une conversation, récapitule en disant par exemple : « alors, si j'ai bien compris, nous sommes sur la bonne voie. Il me faut seulement penser un peu plus à la façon dont je donne du mouvement à mon cheval ». Tu donnes ainsi à la personne en face de toi l'occasion de vérifier si tu as bien compris son message.

MON VÉTÉRINAIRE ET MON PROFESSIONNEL DES SOINS AUX SABOTS NE SONT PAS D'ACCORD. QUE DOIS-JE FAIRE ?

La réponse à cette question rejoint la précédente. Il te faudra engager la discussion, mais cette fois avec deux personnes. Ils sont peut-être bien plus d'accord entre eux que tu ne le penses au premier abord. Tu le découvriras en parlant avec eux. Expose à chacun le point de vue de l'autre et demande-leur ce qu'ils en pensent. Ou mieux, demande-leur d'en parler ensemble. De préférence en ta présence. Il est possible qu'ils aient des idées différentes sur ce que tu attends d'eux. Échanger tous les trois te permettra d'éclaircir certains points. Il se peut qu'ils aient des avis totalement opposés. Le premier ne jurant que par une ferrure thérapeutique avec des plaques de silicone, alors que l'autre ne veut absolument pas en entendre parler. Ce genre de situation peut sembler insoluble, mais il y a moyen de l'arranger. Une fois ta décision prise sur l'approche correspondant le mieux à ce que tu désires, voilà ce que tu peux faire. Demande au premier s'il est prêt à continuer le traitement avec la méthode de ton choix, malgré que celle-ci n'ait pas sa préférence. Si ce n'est pas le cas, il n'y a plus qu'une chose à faire : le remercier des services rendus jusqu'ici et te mettre à la recherche de celui qui pourra compléter ton équipe. Explique ce qui s'est passé au nouvel arrivant et demande-lui au préalable s'il adhère à ton approche. Tu éviteras ainsi d'avoir de nouvelles déceptions et de retarder le processus de guérison.

J'AI DES DOUTES EN CE QUI CONCERNE LE TRAVAIL DE MON PROFESSIONNEL DES SOINS AUX SABOTS. QUE DOIS-JE FAIRE ?

Une fois encore, la première chose à faire est d'en parler avec lui. Il a peut-être une très bonne raison de parer autrement que ce à quoi tu t'attendais. Sois sûr de bien connaître le sujet. La réponse à la question « Comment parer un cheval fourbu ? » à la page 120 peut être un bon point de départ pour cette discussion, mais pas plus.

Sois concret et personnel dans ta communication. Tu risques d'être mal reçu si tu commences par : « sur Facebook on m'a dit que vous parez trop la fourchette ». Présente tes doutes sous forme de questions. Par exemple : « je vois que vous raccourcissez la fourchette. Pourriez-vous m'expliquer pourquoi ? J'ai l'impression que mon cheval se sentirait mieux avec des fourchettes épaisses maintenant que ses pieds sont si sensibles ». C'est plus diplomatique. Écoute bien sa réponse pour voir si elle te semble logique. Dans cet exemple, il est possible qu'il veuille ouvrir l'arrière des lacunes afin que les saletés ne s'y accumulent pas. Cela peut sembler invasif mais ce n'est pas le cas. En outre, c'est nécessaire.

N'hésite pas à poser des questions supplémentaires sans pour autant exagérer. Si tu en es au point de vouloir dire : « je trouve quand même que la fourchette est trop parée », tu devrais peut-être en parler avec un autre professionnel des soins aux sabots. À ce stade, tu peux essayer de partager tes doutes avec des tiers. Dis-le à ton professionnel des soins aux sabots. Dis-lui que tu vas placer des photos des sabots dans un groupe Facebook ou que tu vas les montrer à un autre professionnel des soins aux sabots. Rassure-le en confirmant que son nom ne sera pas mentionné. Même si tu peux être tenté de le faire, ce n'est pas important pour le moment. Et si tu veux tout de même le faire, préviens-le et sois honnête en le taguant dans la discussion. L'exposé en sera moins partial.

Si tu es satisfait, n'hésite pas non plus à lui dire. Même le professionnel le plus connu ou le plus grincheux qui soit, apprécie de recevoir des compliments de la part de ses clients. Tu verras qu'il se démènera encore plus pour ton cheval et toi. Vraiment.

J'AI DES DOUTES SUR CE QUE ME DIT LE VÉTÉRINAIRE. QUE DOIS-JE FAIRE ?

Que ce soit ton vétérinaire ou ton professionnel des soins aux sabots, c'est la même chose. La seule différence par rapport à ces derniers - à quelques exceptions près - est que les vétérinaires ont fait des études supérieures, ont moins de temps disponible pour un client, et ont moins l'habitude d'avoir affaire à des personnes qui savent ce qu'elles veulent. N'en tiens pas compte et applique la même méthode. Après tout, tu es le client et il s'agit de la santé de ton animal. Si tu ne te sens pas à l'aise pour faire part de tes doutes, demande à un tiers d'être présent avec toi lors de la conversation. Crois-le ou non, mais certains vétérinaires s'adresseront différemment à la jeune fille de 16 ans qui a un Shetland fourbu si le gérant de la pension, qu'ils connaissent depuis 20 ans, assiste à la discussion.

COMMENT PUIS-JE CONSIDÉRER OBJECTIVEMENT L'ÉTAT DE MON CHEVAL ?

Il est quasiment impossible de rester neutre vis-à-vis de son cheval. Le lien émotionnel joue un rôle non négligeable et on a trop envie qu'il aille mieux. Mais il est important que tu puisses apprendre à l'observer de façon objective, afin de ne pas être découragé par les fréquentes variations de son état. Mesurer c'est savoir. Tu peux mesurer et noter son tour d'encolure (voir p. 54), prendre sa température et son pouls. Tu peux évaluer et inscrire son poids chaque semaine (voir p. 65). Si tu inscris toutes ces données dans un tableau, elle te permettront de voir dans quelle direction l'état de ton cheval évolue. Si tu sais bien utiliser Excel, tu pourras même réaliser de beaux graphiques très parlants.

Par contre, le degré de boiterie est plus difficile à apprécier pour un non-initié comme toi. Ce que tu peux faire, c'est lui donner chaque jour une note allant de 1 à 10. Même si tes évaluations sont trop positives ou trop négatives, cela te permettra d'avoir une idée de son évolution. Demande aussi à quelqu'un de le faire pour toi. De préférence une personne qui ne connaît pas bien ton cheval. Ton professionnel des soins aux sabots te fera certainement part de ses constatations à chacune de ses visites et te dira s'il pense qu'il y a un progrès ou non. Inscris tout cela dans une sorte de journal de bord. Si ton cheval semble avoir une rechute, tu pourras mieux la replacer dans son contexte si ton professionnel des soins aux sabots t'a dit avant et après celle-ci que tout allait bien.

Prends de bonnes photos des sabots, de face, de profil, de dos et du dessous. Sauvegarde-les dans un dossier de ton ordinateur en créant des fichiers par date de prise des photos. Si au bout de six mois de parage tu as l'impression de ne voir aucune évolution, tu risques d'être étonné en comparant l'état actuel des sabots aux photos prises six mois plut tôt.

Un questionnaire détaillé, à compléter avec ton professionnel des soins aux sabots ou ton vétérinaire afin de décrire avec précision toutes les informations concernant la fourbure de ton cheval, peut être téléchargé ici :

fourbure.fr/produit/la-fourbure-check-list-du-proprietaire-dequide/

J'AIMERAIS TELLEMENT FAIRE QUELQUE CHOSE POUR MON CHEVAL, MAIS QUOI ?

Tu as presque fini de lire ce livre, une belle preuve de ta motivation à venir en aide à ton cheval. Tu fais déjà tout ton possible pour supprimer ce qui a causé la fourbure. Tu apportes une attention particulière à l'alimentation, au mode d'hébergement, au mouvement, aux soins aux sabots. Tu as sans doute trouvé des spécialistes pour t'aider. Tu dois maintenant encadrer leurs efforts pour soigner ton cheval. Fais attention à ce qu'il n'y ait pas deux capitaines sur le même navire. Si les différents professionnels te donnent des avis divergents, cela ne va certainement pas accélérer le processus de guérison. Il s'agit de ton cheval, c'est donc toi qui décides.

Fais en sorte que tous les intervenants dans le traitement soient bien sur la même longueur d'onde. Pose des questions critiques. Passe des accords clairs concernant la communication (quoi, quand, comment, à qui et à quel rythme) et fixe des objectifs. Assure-toi que tous sachent bien ce que l'on attend d'eux. Bénéficier d'une retraite sans douleur n'est pas la même chose que se remettre au dressage de haut niveau.

Veille à ne pas te figer sur une position. Cherche tout ce qui est susceptible d'améliorer les conditions de vie et le traitement de ton cheval. Observe bien chaque détail pour en identifier les résultats. Si nécessaire, ajuste ta stratégie.

OÙ TROUVER DU SOUTIEN ?

Les soins à un cheval fourbu demandent que l'on y consacre beaucoup de temps, ils coûtent cher et sont lourds du point de vue émotionnel. Même si tu disposes du temps et des moyens financiers pour offrir les soins nécessaires, il te faut aussi faire face à l'aspect émotionnel de l'histoire. Voir son cheval souffrir, c'est difficile. La guérison espérée peut se faire attendre très longtemps ou même ne jamais se produire. Tu vois tes amis monter chaque jour alors que tu es en train de rincer ton foin et de te réjouir de quelques pas prudents dans des hipposandales. Parfois, tes proches ne comprennent pas ce qui se passe. Ils ne voient pas ce que cela signifie pour toi et font peut-être des remarques dures à entendre du style : « m'enfin, ce n'est qu'un cheval. À ta place, je le ferais abattre ». Il est essentiel, pour toi et ton cheval, que tu te sentes bien et solide dans tes bottes pendant cette période difficile.

La solution est simple : cherche ceux qui peuvent te comprendre. D'autres propriétaires ayant vécu le même type d'expérience par exemple. Même s'ils n'ont pas eu à soigner la même chose ils peuvent t'être d'un grand soutien. Car eux aussi ont eu un cheval malade, ou leur chien, ou leur chat ou même leur poisson rouge. Il existe de nombreux groupes Facebook sur les chevaux. De grands groupes très généraux, d'autres spécifiques à certaines races ainsi que des groupes qui se consacrent spécialement à la fourbure ou au PPID. Tu y trouveras certainement des compagnons d'infortune prêts à te soutenir. Courage, tiens bon!

OÙ PUIS-JE TROUVER PLUS D'INFORMATIONS SUR LA FOURBURE ?

Dans les groupes Facebook évoqués plus haut, tu trouveras beaucoup de choses. Avant de t'y attaquer relis la page 89. Et si tu veux vraiment en savoir le plus possible sur la fourbure, commande le livre « La fourbure - comprendre, guérir, prévenir ». 260 pages, en couleurs, contenant tous les détails et nouveaux points de vue scientifiques. Tu peux le commander ici :

https://fourbure.fr/boutique/

De nouveaux articles sont régulièrement publiés sur fourbure.fr
et fb.me/fourbure

www.ingramcontent.com/pod-product-compliance
Ingram Content Group UK Ltd.
Pitfield, Milton Keynes, MK11 3LW, UK
UKHW041852190726
13854UKWH00002B/867

9 789493 034075